やせる！おからパウダー

魔法のひとふり

浜内千波

CONTENTS

おからが進化した! おからパウダーのここがすごい!!　6
簡単でおいしい&続けられる! おからパウダーレシピ　8
定番卯の花をおからパウダーで作る　10
おからパウダーの食べ方アイデア　12

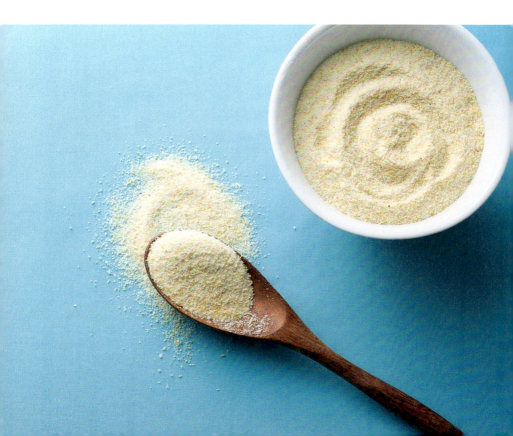

Part 1 味がキマる！ 6つの味のおからパウダー

1 ごま＆アーモンド入り
おからパウダー　14
　レタスとキャベツのサラダ　15
　さけのピカタ風　16
　ペペロンチーノ　17
　鶏もも肉の塩焼き　18
　肉野菜炒め　19

2 青のり＆かつお節入り
おからパウダー　20
　水菜とベーコンのサラダ　21
　あじの塩焼き　22
　ひじきとちりめんじゃこの
　スパゲティ　23
　ゆでささみ　24
　白菜と豚肉の炒めもの　25

3 カレー粉入りおからパウダー　26
　ブロッコリーとささみのサラダ　27
　いわしのオリーブオイル焼き　28
　キャベツのスパゲティ　29
　ラム肉のうまみ焼き　30
　ひき肉と玉ねぎの炒めもの　31

4 粉チーズ＆ベーコンチップス入り
おからパウダー　32
　ミニトマトのサラダ　33
　たらのグリル　34
　トマトとにんにくのスパゲティ　35
　鶏胸肉のケチャップ焼き　36
　ベーコンとにんじん、
　パプリカの炒めもの　37

5 ハーブ＆粉チーズ入り
おからパウダー　38
　レタスサラダ　39
　さばのグリル　40
　ベーコンのスパゲティ　41
　豚ひれ肉のこんがり焼き　42
　牛肉とじゃがいもの炒めもの　43

6 ふりかけ入りおからパウダー　44
　大根のサラダ　45
　いか炒め　46
　とうもろこしのスパゲティ　47
　鶏胸肉のホイル焼き　48
　ハムとピーマンの炒めもの　49

　パウダーを混ぜるだけ
　おからパウダー混ぜごはん　50

CONTENTS

Part 2 ひき肉に混ぜて 肉ダネアイデアレシピ

1 合びき肉ダネ 52
- ハンバーグ 53
- ミートボール 54
- ロールキャベツ 55
- ピーマンの肉詰め 56
- トマトファルシー 57

2 和風合びき肉ダネ 58
- 肉じゃが 59
- コロッケ 60
- 簡単！混ぜごはん 62
- チンゲン菜のあえもの 63

3 中華風豚ひき肉ダネ 64
- 餃子 65
- ワンタン 66
- シュウマイ 68
- 水餃子 69

4 みそ風味豚ひき肉ダネ 70
- 麻婆豆腐 71
- 里いもの煮っころがし 72
- じゃがいもとにんじんの炒めもの 73
- チャーハン 74
- ジャージャー麺 75

5 牛ひき肉ダネ 76
- ミートソーススパゲティ 77
- ドリア 78
- 野菜の煮込み 80
- チリコンカン 81

6 鶏ひき肉ダネ 82
- 鶏のつくね 83
- 鶏だんご鍋 84
- 甘酢あんかけ 86

本書の表記
- 基本的に材料は2人分で表記しています。場合によって、材料は作りやすい分量で表記しています。
- 計量の単位は1カップは200ml、大さじ1は15ml、小さじ1は5mlです。
- 電子レンジの加熱時間は600Wで作る場合の目安です。500Wの場合は少し長めに加熱してください。

Part 3 豆腐にイン！
相性のいい豆腐料理

豆腐ハンバーグ　88
炒り豆腐　90
がんもどき　91
えびしんじょう風　92
キウイといんげんの白あえ　94

豆腐のたらこあんかけ　95
肉巻き豆腐　96
角切り豆腐サラダ　98
豆腐のチーズ焼き　99
豆腐のすり流し汁　100

Part 4 おからパウダーで
本格絶品メニュー

かに玉　102
ほうれん草のおからあえ　104
おから寿司　105
れんこんの落とし煮　106

イタリアンカツレツ風ピカタ　108
リゾット　109
キッシュ　110
長いものレンジ蒸し　112

Part 5 簡単でおいしい！
おからスイーツ

ホットケーキ　114
チョコレートケーキ　116
スコーン　117
フルーツロールケーキ　118
おからボーロー　120

みたらしだんご　121
甘さ控えめタルト　122
おからのクレープ　124
おからクッキー　125
パンケーキ 真っ白ソースがけ　126

おからが進化した！
おからパウダーの ここがすごい!!

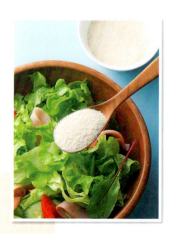

おからは、豆腐を作る過程でできた豆乳を絞った"かす"。
その絞りかすを乾燥させてパウダー状にしたものが「おからパウダー」。
しかし、"かす"だからといって、ばかにはできません！
食物繊維や良質なたんぱく質、イソフラボンにサポニンなど
多彩な栄養素を含んでいて、ダイエットに大きな効果をもたらします。
「ひとふり」するだけで、栄養とうまみが増し、
料理にも変幻自在で活用できる魔法のような食材。
食べものを無駄にしない、まさに日本が生んだスーパーフードなんです。

食物繊維の宝庫

ごぼうの10倍　キャベツの28倍　レタスの50倍

日本人の食事摂取基準（厚生労働省・2015年版）によると1日に必要な食物繊維量は18歳以上の男性では20g以上、女性は18g以上とされています。しかし、実際には平均で10〜15gしか摂取できていないといわれています。おからパウダーの約半分は食物繊維。食物繊維が多いといわれるごぼうの10倍、キャベツの28倍、レタスの50倍にものぼり、1日、10gのおからパウダーを摂ることで不足分が十分に補えるのです。おからに含まれる食物繊維は水に溶けない不溶性のもので、お腹の中で水分を吸収し、カサが増加。腸の働きを促して便通を整えます。また、余分な脂肪を吸着して便とともに体外へ排出してくれ、その結果、ダイエットにもつながります。

腸の掃除 → 便通がよくなる → やせる！

大豆たんぱくがたっぷり！

木綿豆腐の3倍　豆乳の6倍

大豆は「畑の牛肉」といわれ、良質なたんぱく質が豊富に含まれています。おからパウダーにも100g中、20gものたんぱく質が含まれており、これは木綿豆腐の3倍、豆乳の6倍になります。大豆（植物性）たんぱく質は胃の中で長くとどまるので、満腹感が持続し、食べ過ぎを予防。さらには摂取したエネルギーを熱エネルギーとして排出し、代謝をアップして脂肪の燃焼を促進するといわれています。余計なエネルギーをためこまないのは大切です。胃の中で水分を吸収して膨らむので、少量プラスするだけでも満腹感が得られます。また、小麦に比べ、低糖質なのでダイエット食品としても注目されています。

満腹感が長時間続く → 食べ過ぎない → やせる！

簡単でおいしい＆続けられる！
おからパウダーレシピ

1
かけるだけ！混ぜるだけ！

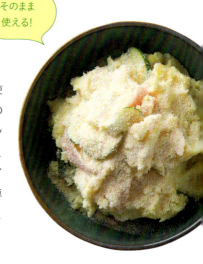

そのまま使える!

水分を飛ばし、乾燥させているので加熱せずそのまま使えます。麺類やサラダ、煮もの、炒めものなど、いつもの料理にパパッとふりかけるだけで栄養とうまみがグンとアップ。ひき肉や小麦粉などに混ぜてカサ増しにもぴったりで、これらの代用としても使えるので糖質制限中の人やダイエット中の人にもおすすめです。無理なく、毎日の食卓に取り入れられるのもいいところ。値段も手ごろなうえ、通常のおからより日持ちがします。

2
パウダーだから変幻自在に使える

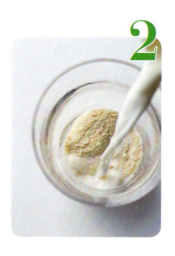

豆腐を作る過程でできるおから。それを乾燥させて粉末状にしたおからパウダー。味もクセもないので、おからパウダー初心者でも失敗することなく、上手に料理に取り入れられます。料理にそのままかけるのはもちろんのこと、牛乳などに溶かしてもOK。本来の料理の味を損なうことなく、どんな料理にもすんなりとなじみ、使いやすいのも大きな魅力です。

3

糖質制限の強い味方

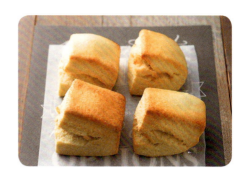

低カロリー、低糖質のおからパウダー。ごはんやパスタなどの炭水化物に混ぜたり、小麦粉や片栗粉の代わりに使えば、糖質が控えられ、無理なく、糖質オフが可能です。さらにはひき肉などに混ぜれば、その分、カロリーも抑えられます。味にクセがなく、粉末状で使いやすいので、糖質制限したいけれど、ごはんやパスタ、お菓子も食べたい！　という要望に応えることができます。

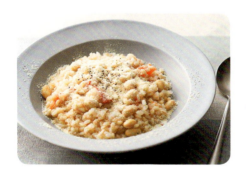

栄養、うまみアップ！

4

クセがなく、うまみがたっぷり！

おからパウダーは栄養だけでなく、うまみも豊富。おからパウダーをふりかけたおかずは、それだけでさらにおいしくなります。特におすすめはおみそ汁。おみそ汁に入れれば、だしは不要。粕汁感覚のひと椀になります。多めに入れるととろみがつき、いつもとは違う食感が楽しめます。さらには、食材の水気を吸ってくれるので、お弁当にも最適。毎日のおかずからお弁当まで幅広く活用できます。

定番 卵の花を おからパウダーで作る

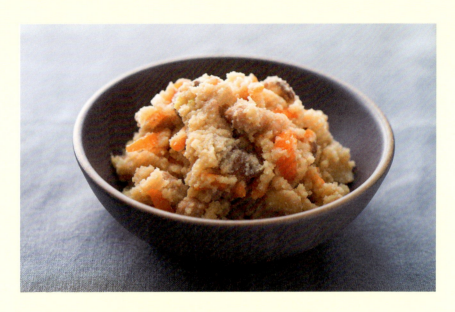

昔ながらの卯の花

安定の味！ 炊き立てのごはんにもお酒の肴にもぴったりです。

材料 ● 作りやすい分量

- おからパウダー……… 30g
- にんじん……… 1/3本(30g)
- しいたけ……… 2枚
- 長ねぎ……… 10cm長さ
- 鶏もも肉……… 100g
- サラダ油……… 大さじ2
- 水……… 2カップ
- A
  - しょうゆ……… 大さじ1½
  - みりん……… 大さじ1
  - 砂糖……… 大さじ1

作り方

1. にんじんは細切り、しいたけは薄切りにする。長ねぎは小口切りにし、鶏肉は1cm角に切る。
2. フライパンにサラダ油を中火で熱し、長ねぎ以外の1を入れ、全体に油が回るまで炒める。
3. 水を注ぎ入れ、おからパウダーを加え、さらに炒める。Aで調味し、長ねぎを加え、混ぜ合わせながら煮詰める。

おからといえば「卯の花」。生のおからで作る卯の花は油を多めに使いますが、おからパウダーなら油は不要。カロリーもより控えられます。昔ながらの卯の花と、より簡単に作る洋風の今どき卯の花を紹介します。

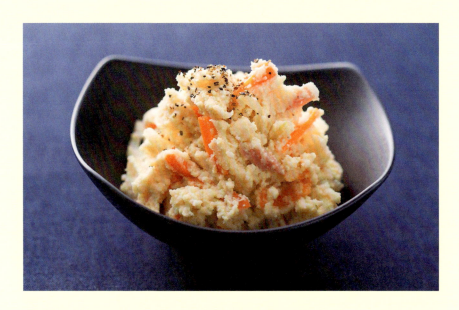

今どきの卯の花

フライパンで具材を炒めて簡単に。洋風に仕上げました。

材料 ● 作りやすい分量

- おからパウダー ………… 30g
- にんじん ………… 1/3本 (30g)
- 玉ねぎ ………… 1/2個 (100g)
- ベーコン ………… 1枚
- 豆乳 ………… 1カップ
- 塩 ………… 小さじ1 1/2強
- こしょう ………… 少々
- 黒こしょう ………… 少々

作り方

1. にんじんと玉ねぎ、ベーコンは細切りにする。
2. フライパンにベーコンを入れ、中火でベーコンの脂が出てくるまで炒め、玉ねぎとにんじんを加えて全体に脂が回るまで炒める。
3. おからパウダーを加え、炒め、豆乳を注ぎ入れ、煮詰めて塩、こしょうで調味する。
4. 器に盛り、黒こしょうをふる。

おからパウダーの
食べ方アイデア

おからパウダーは生のおからと違ってそのまま食べられます。
極端な話、携帯してもいいのです。持ち運びのできる"野菜&豆"というわけ。
何にでもかければ、栄養が増し増しです！

かけるだけで
食物繊維がプラス

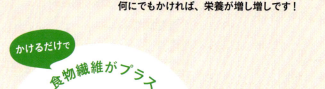

ヨーグルト / 豆腐

かけるだけで
塩分摂り過ぎ予防

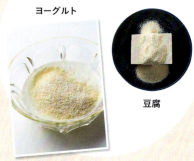

カップ麺 / みそ汁

かけるだけで
かさ増し

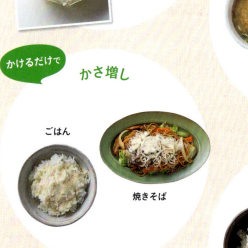

ごはん / 焼きそば

かけるだけで
うまみ、風味アップ。

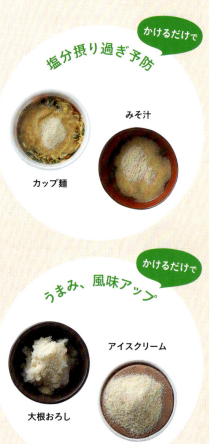

大根おろし / アイスクリーム

Part 1

味がキマる！
6つの味の
おからパウダー

キッチンに常備してあるかつお節や青のり、カレー粉、ふりかけとおからパウダーを混ぜるだけでオリジナルのおからパウダーが完成！サラダをはじめ肉・魚料理、パスタ、炒めものなどに少しプラスすれば、いつもの料理が違った味わいになります。調味料としても使えるので、味がピタッと決まり、作っておくと便利です。

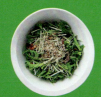
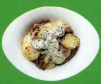
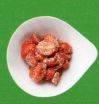

フレーバーパウダー

1

ごま&アーモンド入り
おからパウダー

ごまとアーモンドの種子類同士の組み合わせでアンチエイジングにも◎

材料 作りやすい分量

おからパウダー 30g

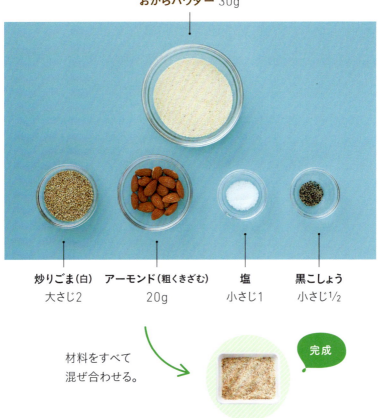

炒りごま(白) 大さじ2

アーモンド(粗くきざむ) 20g

塩 小さじ1

黒こしょう 小さじ1/2

材料をすべて混ぜ合わせる。

完成

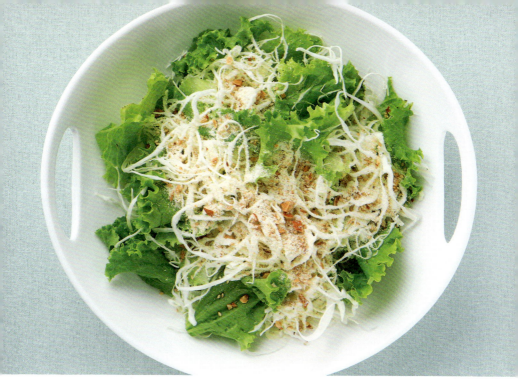

ごま&アーモンド入り

For SALAD

レタスとキャベツのサラダ

お好みでオリーブ油やえごま油をかけても。アーモンドの食感がアクセントに。

材料 ● 2人分

ごま&アーモンド入り
　おからパウダー …… 大さじ4
レタス類 ……………… 100g
キャベツ ……………… 200g

作り方

1 レタス類は食べやすい大きさにちぎり、キャベツはせん切りにする。

2 ボウルに**1**のキャベツを入れ、ごま&アーモンド入りおからパウダーをふり、ざっくり混ぜる。

3 器にレタス類を敷き、**2**を盛る。

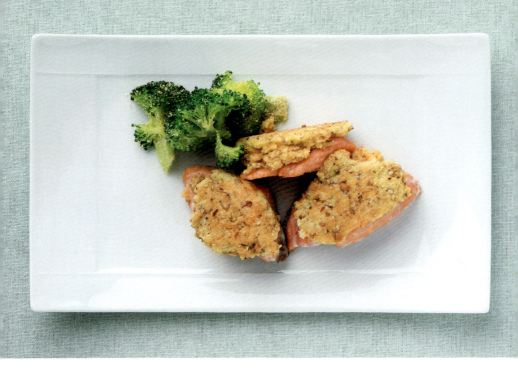

ごま&アーモンド入り

For FISH

さけのピカタ風

ボリュームがあり、冷めてもおいしい。お弁当にもどうぞ。

材料 • 2人分

**ごま&アーモンド入り
　おからパウダー** ⋯ 大さじ4
生さけ(切り身) ⋯⋯⋯ 2切れ
溶き卵 ⋯⋯⋯⋯⋯⋯ 1個分
ブロッコリー(ゆでたもの)
　⋯⋯⋯⋯⋯⋯⋯⋯ 適量

作り方

1. 溶き卵にごま&アーモンド入りおからパウダーを混ぜ合わせる。さけは3等分に切る。

2. フライパンに1のさけを皮目を下にして並べ、中火で両面こんがりするまで焼く。皮目でないほうに1のパウダーをのせ、裏返し、弱火で火を通す。

3. 器に盛り、ブロッコリーを添える。

※つけ合わせはあってもなくても。

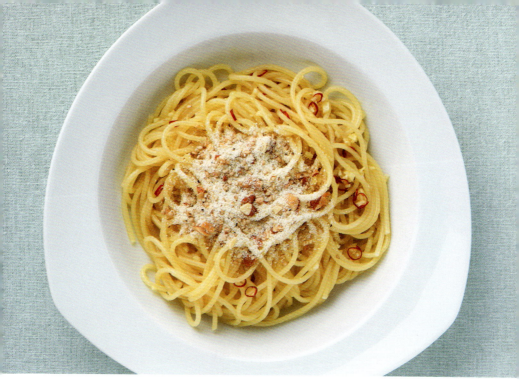

For PASTA

ペペロンチーノ

いつものペペロンチーノよりも風味豊かでヘルシーに。

材料 ● 2人分

**ごま&アーモンド入り
おからパウダー**
　………… 大さじ4
スパゲティ ……… 160g
唐辛子 …………… 1本
にんにく ………… 1かけ
オリーブ油 …… 大さじ2

作り方

1. 唐辛子は輪切りにし、にんにくはみじん切りにする。
2. 鍋に湯を沸かし、湯の分量の1%の塩（分量外）を入れ、スパゲティをゆでる。
3. フライパンにオリーブ油、にんにくを入れ、中火弱で香りが立つまで炒め、唐辛子を入れてさっと炒める。**2**をアルデンテにゆでてざるに上げ、フライパンに加えて、手早く炒め合わせる。
4. 器に盛り、ごま&アーモンド入りおからパウダーをかける。

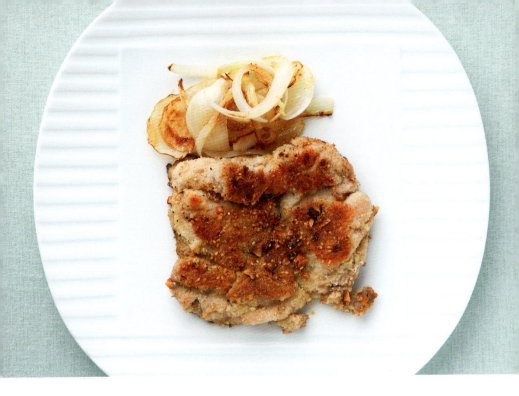

ごま&アーモンド入り

For FISH

鶏もも肉の塩焼き

鶏肉は皮をしっかり焼いてうまみを出します。香ばしさもごちそうのうち。

材料 ● 2人分

ごま&アーモンド入り
　おからパウダー …… 大さじ4
鶏もも肉 ……… 2枚（600g）
塩 ………………… 小さじ1
玉ねぎ（炒めたもの）…… 適量

作り方

1. 鶏肉は塩をふる。
2. フライパンを中火で熱し、1を皮目を下にして入れ、こんがりするまで焼いて裏返す。
3. ごま&アーモンド入りおからパウダーをふり、再度、裏返し、鶏肉に火が通るまで焼く。
4. 器に盛り、玉ねぎを添える。

※つけ合わせはあってもなくても。

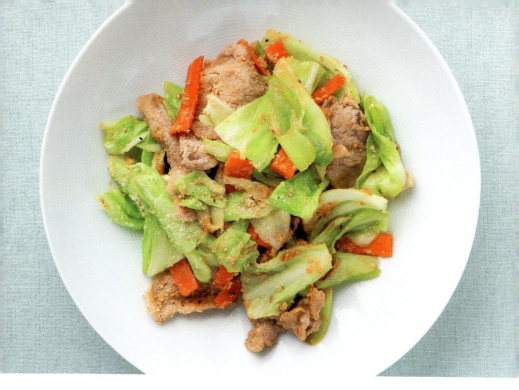

For STIR-FRY

肉野菜炒め

手早く炒め、キャベツのシャキシャキ感をしっかり残しておいしく。

材料 ● 2人分

ごま&アーモンド入り
　おからパウダー 大さじ4
豚こま切れ肉 200g
キャベツ 200g
にんじん 2/3本（60g）
長ねぎ 20cm長さ
みそ 大さじ2
水 大さじ2
サラダ油 大さじ1

作り方

1　キャベツはざく切りにし、にんじんは短冊切りにする。長ねぎは斜めに切る。

2　ボウルにみそと水を混ぜ合わせる。

3　フライパンにサラダ油を中火で熱し、豚肉を入れ、炒める。にんじん、長ねぎ、キャベツの順に加えて**2**を回し入れる。ごま&アーモンド入りおからパウダーをふり、ざっくり炒める。

青のり&かつお節入り おからパウダー

香りよし、味よしの安心の組み合わせ。洋風のおかずにもよく合います。

材料 作りやすい分量

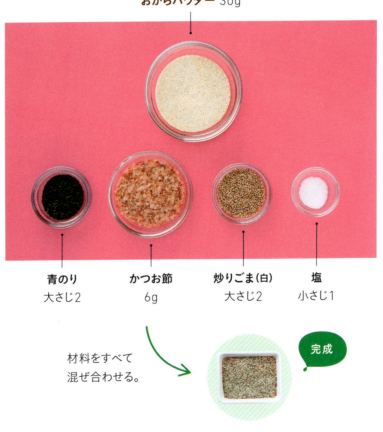

- **おからパウダー** 30g
- **青のり** 大さじ2
- **かつお節** 6g
- **炒りごま(白)** 大さじ2
- **塩** 小さじ1

材料をすべて混ぜ合わせる。　**完成**

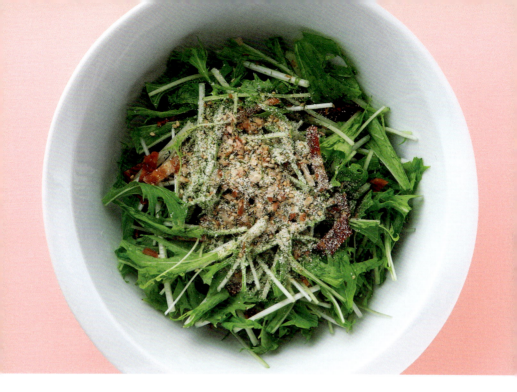

青のり&かつお節入り

For SALAD

水菜とベーコンのサラダ

ベーコンを入れてうまみをアップ。水菜の代わりにサラダほうれん草でも。

材料 ● 2人分

青のり&かつお節入り
　おからパウダー … 大さじ4
水菜 …………………… 300g
ベーコン ………………… 2枚

作り方

1. 水菜はざく切りにする。
2. フライパンにベーコンを入れ、中火でカリカリになるまで焼き、ペーパータオルで余計な脂をふき取って1cm幅に切る。
3. ボウルに1と2を入れ、ざっくり混ぜ、青のり&かつお節入りおからパウダーをふる。

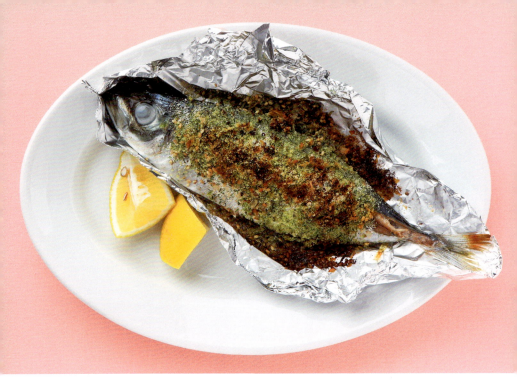

青のり&かつお節入り

For FISH

あじの塩焼き

おからパウダーをふって焼くと、あじの塩焼きもいつもとは違う味わいに。

材料 ● 2人分

青のり&かつお節入り
　おからパウダー…… 大さじ4
あじ……………………… 2尾
塩・こしょう…………… 各少々
オリーブ油 ………… 大さじ2
レモン（くし形に切る）…… 1/2個

作り方

1 あじはぜいごと内臓を取り除く。塩、こしょうと青のり&かつお節入りおからパウダーをふり、オリーブ油を回しかける。

2 オーブントースターの天板にアルミ箔を敷き、**1**をのせ、こんがりするまで（あじに火が通るまで）焼く。

3 器にアルミ箔ごと盛り、レモンを半分に切って添える。

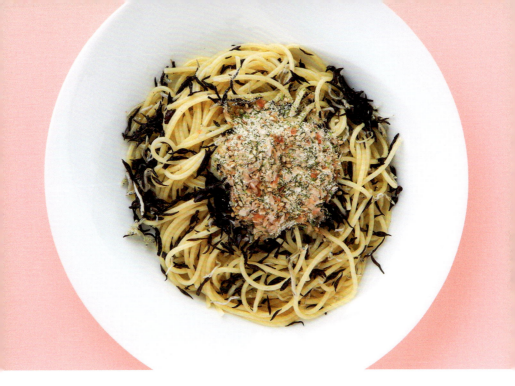

青のり&かつお節入り

For PASTA

ひじきとちりめんじゃこのスパゲティ

海のもの集合！ 食材同士が上手に融合した体が喜ぶパスタです。

材料 ● 2人分

青のり&かつお節入り
おからパウダー …… 大さじ4
スパゲティ…………… 160g
ひじき(乾燥) ………… 6g
ちりめんじゃこ……… 10g
オリーブ油 ………… 大さじ2

作り方

1. 鍋に湯を沸かし、湯の分量の1%の塩（分量外）を入れ、ひじきとスパゲティを袋の時間通りにゆで、同時にざるに上げて水気をきる。

2. ボウルにちりめんじゃこを入れ、オリーブ油を回し入れて1を加え、ざっくり混ぜる。

3. 器に盛り、青のり&かつお節入りおからパウダーをのせる。

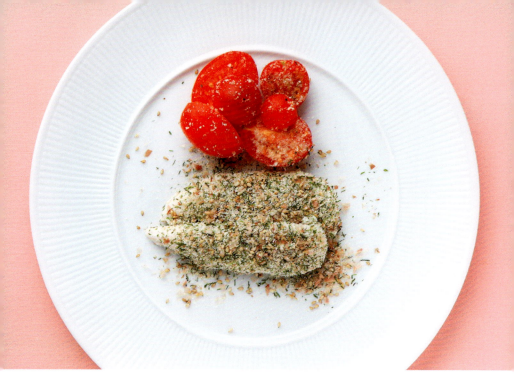

青のり&かつお節入り

For CHICKEN

ゆでささみ

調味料はおからパウダーだけ！ 胃腸にもやさしい肉料理です。

材料 ● 2人分

**青のり&かつお節入り
　おからパウダー** …… 大さじ4
鶏ささみ ………………… 4本
ミニトマト ……………… 適量

作り方

1. 鍋に中火で湯を沸かし、ささみを入れ、すぐに裏返し、火を止める。ふたをして、約1分ゆで（ささみに火が通るまで）、水気をきる。
2. 器に盛り、青のり&かつお節入りおからパウダーをふってミニトマトを半分に切って添える。

　※つけ合わせはあってもなくても。

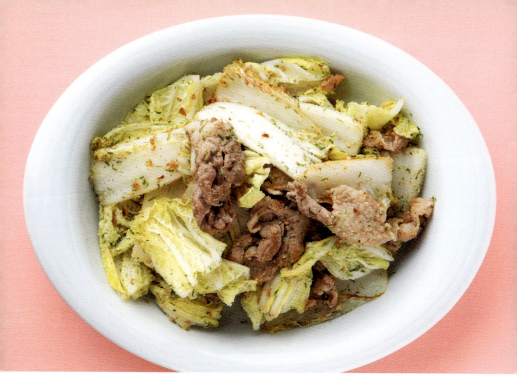

For STIR-FRY

白菜と豚肉の炒めもの

白菜のやさしい甘みがおいしいボリュームがある肉野菜炒めです。

青のり&かつお節入り

材料 ● 2人分

**青のり&かつお節入り
  おからパウダー** ……… 大さじ4
白菜 ………………… 200g
豚こま切れ肉 ………… 100g
サラダ油 ……………… 大さじ1
塩 …………………… 小さじ1/2

作り方

1. 白菜はざく切りにする。
2. フライパンにサラダ油を中火で熱し、豚肉を入れ、火が通るまで炒める。
3. 白菜を加え、塩をふり、しんなりするまで炒め、青のり&かつお節入りおからパウダーをふってさっと炒める。

フレーバーパウダー 3

カレー粉入り おからパウダー

エスニック風味に仕上げたいときに重宝。スパイシーな香りが食欲を刺激。

材料 作りやすい分量

おからパウダー 30g

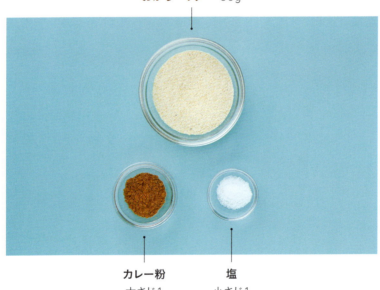

カレー粉
大さじ1

塩
小さじ1

材料をすべて
混ぜ合わせる。

完成

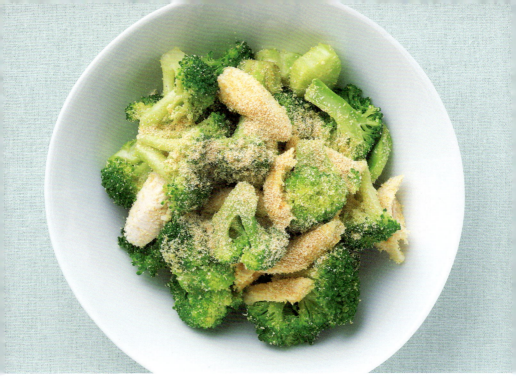

 カレー粉入り

For SALAD

ブロッコリーとささみのサラダ

淡白なささみもカレー粉入りパウダーでパンチのある味わいに。

材料 ● 2人分

カレー粉入りおからパウダー
　………………… 大さじ4
ブロッコリー ………… 300g
鶏ささみ …………… 2本

作り方

1. ブロッコリーは小房に分け、熱湯でゆで、水気をきる。
2. 耐熱皿にささみを入れ、ラップをし、電子レンジで約2分加熱する。様子を見て、火が通っていれば、手でさく（熱いのでやけどしないように注意）。
3. ボウルに**1**と**2**を入れ、カレー粉入りおからパウダーをふり、ざっくり混ぜる。

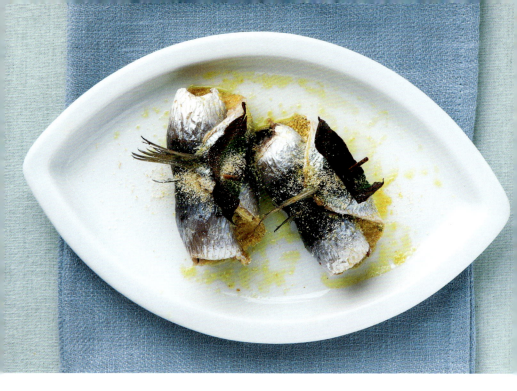

カレー粉入り

For FISH

いわしのオリーブオイル焼き

庶民派のいわしもオリーブ油をかけてちょっとおしゃれな一品に。

材料 ● 2人分

カレー粉入りおからパウダー
　………………… 大さじ4
いわし ………………… 4尾
ローリエ ……………… 4枚
オリーブ油 ………… 大さじ2

作り方

1. いわしは頭と内臓を取り除き、手開きする。
2. いわしを広げ、カレー粉入りおからパウダーを大さじ1ずつふり、巻く。ローリエを1枚ずつのせて、巻き終わりを楊枝で留める。
3. 耐熱皿にのせ、オリーブ油を回しかけ、オーブントースターで約7〜8分焼き、様子を見る。

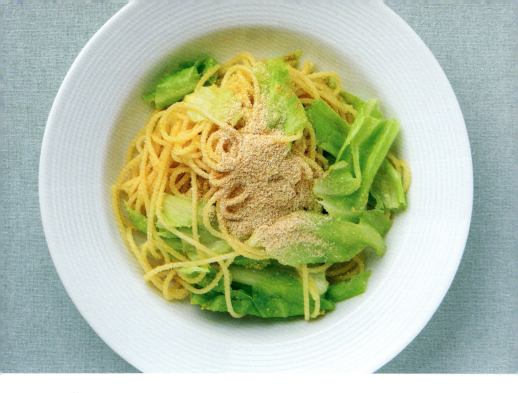

カレー粉入り

For PASTA

キャベツのスパゲティ

ゆでるのでちょっと硬い外葉でもOK。シンプルだけどおいしい。

材料●2人分

カレー粉入りおからパウダー
　………… 大さじ4
スパゲティ ………… 160g
キャベツ ………… 100g
オリーブ油 ………… 大さじ2

作り方

1. 鍋に湯を沸かし、湯の分量の1%の塩（分量外）を入れ、スパゲティを袋の時間通りにゆでる。スパゲティのゆで上がり30秒前に一口大にちぎったキャベツを加え、同時にざるに上げて水気をきる。ゆで汁は少し取っておく。

2. ボウルに1とカレー粉入りおからパウダー、オリーブ油、ゆで汁を少し入れ、ざっくり混ぜる。

　※いただくときにもカレー粉入りおからパウダーをかけてもよい。

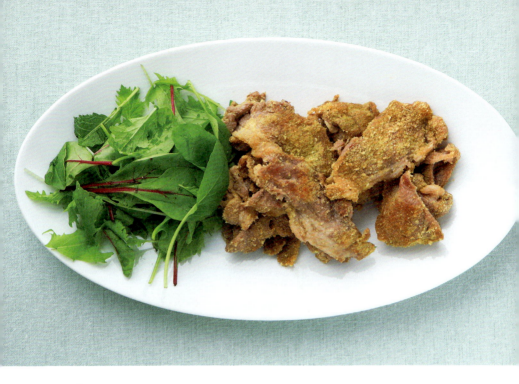

カレー粉入り

For LAMB

ラム肉のうまみ焼き

カレー味で独特のクセをカバー。ラム肉のL－カルニチンが脂肪を燃焼。

材料 ● 2人分

カレー粉入りおからパウダー
　　　　　　　　　大さじ4
ラム薄切り肉　　　300g
サラダ油　　　　　大さじ1
ベビーリーフ　　　適量

作り方

1　ラム肉は食べやすい大きさに切って、カレー粉入りおからパウダーをもみ込む。

2　フライパンにサラダ油を中火で熱し、1を入れ、両面こんがりするまで焼く。

3　器に盛り、ベビーリーフを添える。

※つけ合わせはあってもなくても。

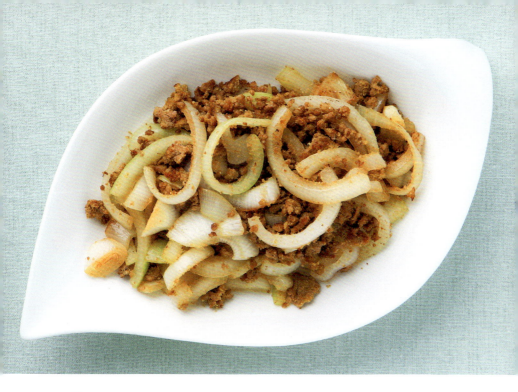

カレー粉入り

For STIR-FRY

ひき肉と玉ねぎの炒めもの

カレー粉と相性のいい豚ひき肉と玉ねぎを炒めものにしました。

材料 ● 2人分

カレー粉入りおからパウダー
　　　　　　　　　　 大さじ4
豚ひき肉　　　　　　 200g
玉ねぎ　　　　　 1個（200g）
サラダ油　　　　　　 大さじ1
塩・こしょう　　　　 各少々

作り方

1. 玉ねぎは半月切りにする。
2. フライパンにサラダ油を中火で熱し、ひき肉を入れ、塩、こしょうをふってパラパラになるまで炒める。玉ねぎを加え、カレー粉入りおからパウダーをふり、さっと炒める。

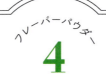

粉チーズ&ベーコンチップス入り おからパウダー

チーズのコクとベーコンのうまみがバッチリ。洋風ならどんな料理にも！

材料 作りやすい分量

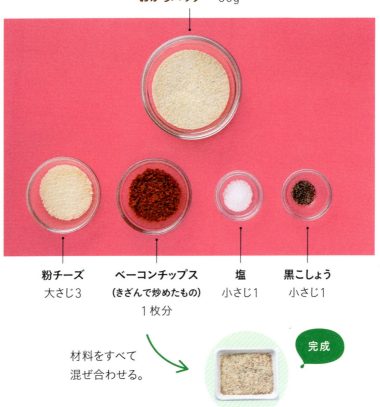

- おからパウダー 30g
- 粉チーズ 大さじ3
- ベーコンチップス（きざんで炒めたもの）1枚分
- 塩 小さじ1
- 黒こしょう 小さじ1

材料をすべて混ぜ合わせる。

完成

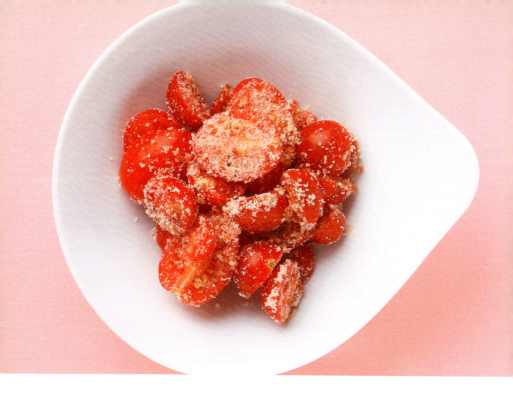

粉チーズ&ベーコンチップス入り

For SALAD

ミニトマトのサラダ

トマトの甘み、うまみがじっくり味わえるサラダのでき上がり。

材料 ● 2人分

粉チーズ&
　ベーコンチップス入り
　おからパウダー …… 大さじ4
ミニトマト ……………… 200g

作り方

ミニトマトは半分に切り、粉チーズ&ベーコンチップス入りおからパウダーとざっくり混ぜる。

POWDER MEMO
トマトの水分をおからパウダーが吸ってくれるので、お弁当のおかずにも便利。

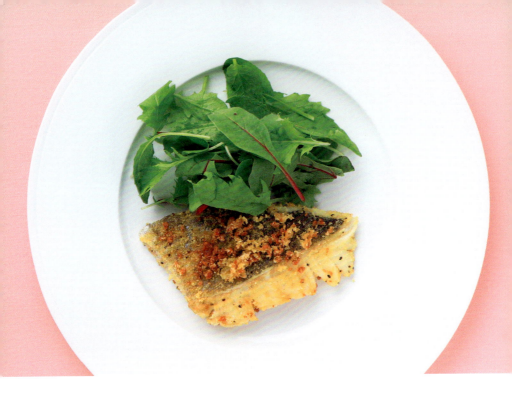

粉チーズ&ベーコンチップス入り

For FISH

たらのグリル

白ワインとの相性もよく、おもてなしの一品にも喜ばれます。

材料●2人分

粉チーズ&
　　ベーコンチップス入り
　　おからパウダー …… 大さじ4
たら（切り身） ………… 2切れ
塩・こしょう …………… 各少々
オリーブ油 ……………… 大さじ2
ベビーリーフ …………… 適量

作り方

1 たらは塩、こしょうをふり、粉チーズ&ベーコンチップス入りおからパウダーをまぶす。

2 フライパンにオリーブ油を中火で熱し、皮目を下にして1を入れ、両面こんがりするまで焼く。

3 器に盛り、ベビーリーフを添える。

※つけ合わせはあってもなくても。

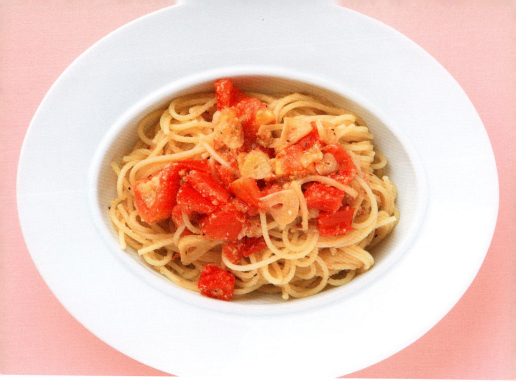

粉チーズ&ベーコンチップス入り

For PASTA
トマトとにんにくのスパゲティ

トマトは炒めてうまみを引き出し、にんにくの香りでさらにおいしく。

材料 ● 2人分

粉チーズ&
ベーコンチップス入り
おからパウダー……… 大さじ4
スパゲティ……………… 160g
トマト…………………… 1個
にんにく………………… 1かけ
オリーブ油……………… 大さじ2

作り方

1 トマトは1㎝角に切り、にんにくは薄切りにする。

2 鍋に湯を沸かし、湯の分量の1%の塩（分量外）を入れ、スパゲティを袋の時間通りにゆで、ざるに上げて水気をきる。

3 フライパンにオリーブ油を中火で熱し、にんにくを入れ、香りが出るまで炒め、トマトを加えてさらに炒める。

4 **3**に**2**を入れ、粉チーズ&ベーコンチップス入りおからパウダーをふり、手早く炒める。

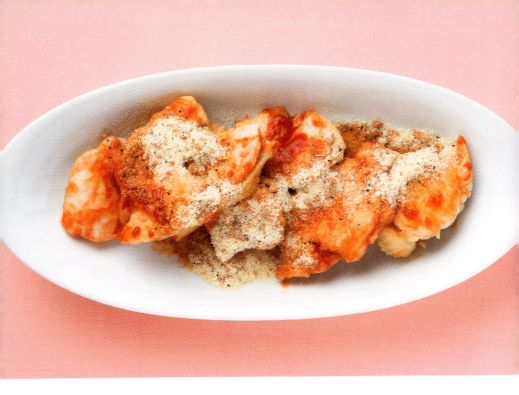

For CHICKEN

鶏胸肉のケチャップ焼き

鶏胸肉はケチャップを使ってしっとりと。本格的なイタリアンに変身。

材料 • 2人分

**粉チーズ＆
　ベーコンチップス入り
　おからパウダー** ……… 大さじ4
鶏胸肉 ………………… 2枚(500g)
塩・こしょう …………… 各少々
トマトケチャップ ……… 大さじ2

作り方

1. 鶏肉は皮を取り、塩、こしょうをふって一口大に切る。ケチャップをもみ込む。
2. フライパンに1を入れ、中火で鶏肉に火が通るまで焼く。
3. 器に盛り、粉チーズ＆ベーコンチップス入りおからパウダーをふる。

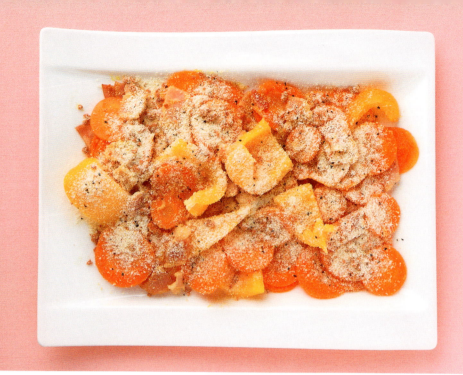

For STIR-FRY

ベーコンとにんじん、パプリカの炒めもの

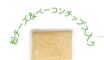

粉チーズ&ベーコンチップス入り

ベーコンがダブルでうまみも倍層。にんじんとパプリカで栄養&彩りよく。

材料 ● 2人分

粉チーズ&
ベーコンチップス入り
おからパウダー ………… 大さじ4
にんじん ……………………… 1本
パプリカ(黄) ………………… 1個
ベーコン ……………………… 2枚
サラダ油 …………………… 大さじ1

作り方

1. にんじんは薄い輪切りにし、パプリカは種とワタを取り、一口大に切る。ベーコンは1cm幅に切る。

2. フライパンにサラダ油を中火で熱し、**1**を入れ、全体に油が回るまで炒める。

3. 器に盛り、粉チーズ&ベーコンチップス入りおからパウダーをふる。

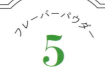

フレーバーパウダー **5**

ハーブ&粉チーズ入り おからパウダー

ハーブのさわやかな香りと粉チーズのコク。ハーブはお好みのもので。

材料 作りやすい分量

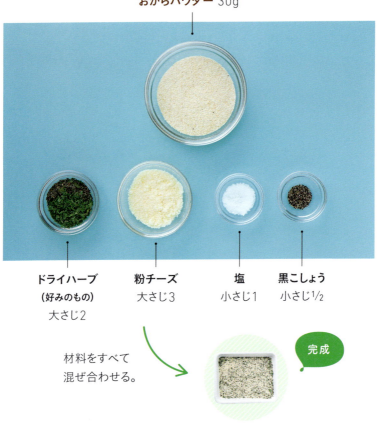

- おからパウダー 30g
- ドライハーブ（好みのもの） 大さじ2
- 粉チーズ 大さじ3
- 塩 小さじ1
- 黒こしょう 小さじ1/2

材料をすべて混ぜ合わせる。

完成

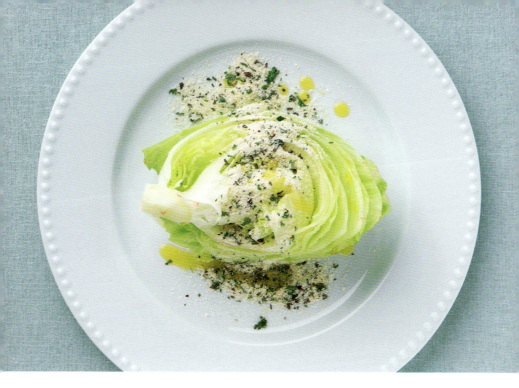

ハーブ＆粉チーズ入り

For SALAD
レタスサラダ

カットして少し気取ったオードブル風に。ナイフ＆フォークでどうぞ。

材料 ● 2人分

**ハーブ＆粉チーズ入り
　おからパウダー** … 大さじ4
レタス……………… 1/4個
オリーブ油 ………… 適量

作り方

1　レタスは芯つきのまま縦半分に切る。

2　器に盛り、ハーブ＆粉チーズ入りおからパウダーをふって、オリーブ油をかける。

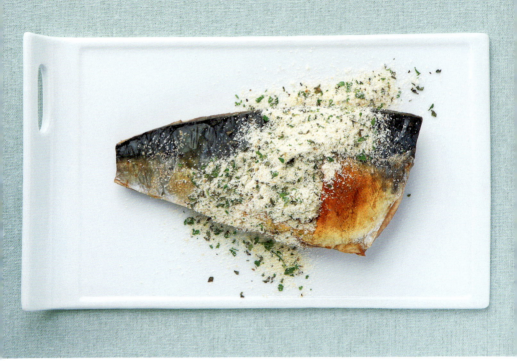

For FISH

さばのグリル

パウダーをふっておいしく、ヘルシーに。さばのクセも気になりません。

材料 ● 2人分

**ハーブ＆粉チーズ入り
おからパウダー**……大さじ4
さば(3枚おろし・半身)……1枚
塩……………………少々

作り方

1. さばは半分に切り、軽く塩をふり、グリルでさばに火が通るまで焼く。
2. 器に盛り、ハーブ＆粉チーズ入りおからパウダーをのせる。

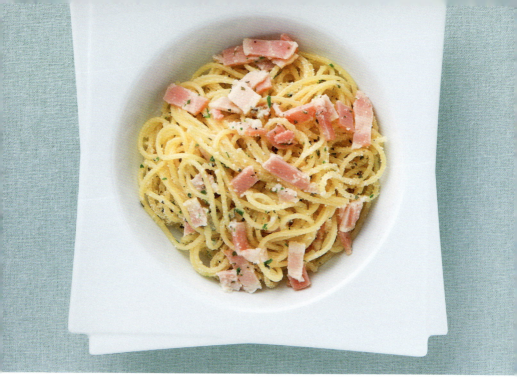

For PASTA

ベーコンのスパゲティ

ベーコンもスパゲティと一緒にゆでて、手早く、仕上げます。

材料 ● 2人分

**ハーブ＆粉チーズ入り
　おからパウダー** 大さじ4
スパテティ 160g
ベーコン 2枚
オリーブ油 大さじ2

作り方

1. ベーコンは1cm幅に切る。鍋に500mlの湯を沸かし、塩小さじ1弱（分量外）を入れ、スパゲティを袋の時間通りにゆでる。スパゲティのゆで上がり30秒前にベーコンを加え、同時にざるに上げて水気をきる。

2. ボウルに1を入れ、ハーブ＆粉チーズ入りおからパウダーをふり、オリーブ油を回しかけてざっくり混ぜる。

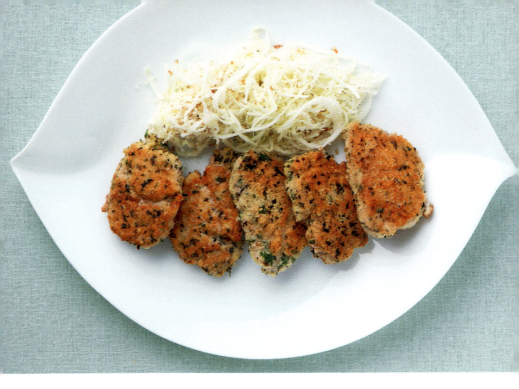

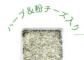

For PORK

豚ひれ肉のこんがり焼き

脂身の少ないひれ肉でカロリー控えめに。カツサンドにしても。

材料 ● 2人分

**ハーブ＆粉チーズ入り
　おからパウダー** …… 大さじ4
豚ひれ肉 ……………… 240g
塩・こしょう ………… 各少々
オリーブ油 ………… 大さじ2
レタスとキャベツのサラダ
　………………………… 適量

作り方

1. 豚肉は1cm幅に切り、塩、こしょうをふってハーブ＆粉チーズ入りおからパウダーをまぶす。
2. フライパンにオリーブ油を中火で熱し、1を入れ、両面こんがりするまで（肉に火が通るまで）焼く。
3. 器に盛り、レタスとキャベツのサラダ（P.15参照）を添える。

※つけ合わせはあってもなくても。

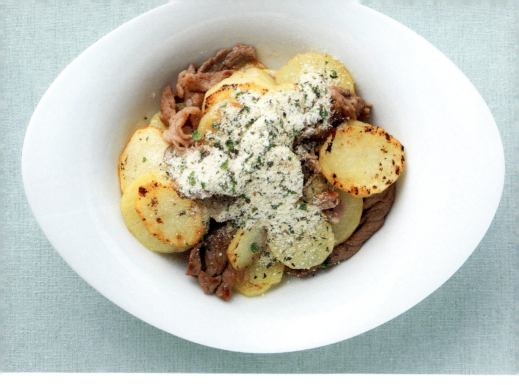

For STIR-FRY

牛肉とじゃがいもの炒めもの

じゃがいもは輪切りにして存在感を出します。立派な主菜に!

材料 ● 2人分

**ハーブ＆粉チーズ入り
　おからパウダー** ……… 大さじ4
牛こま切れ肉 ……………… 200g
じゃがいも(中) …… 2個(260g)
サラダ油 …………………… 大さじ1
塩 …………………………… 小さじ1

作り方

1. じゃがいもは皮をむき、輪切りにする。
2. フライパンにサラダ油を中火で熱し、**1**を入れ、両面こんがりするまで焼き、牛肉を加え、塩をふり、牛肉に火が通るまで炒める。
3. 器に盛り、ハーブ＆粉チーズ入りおからパウダーをのせる。

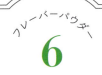

ふりかけ入り おからパウダー

好みのふりかけと混ぜ合わせるだけ。オリジナルのおからパウダーに。

材料 作りやすい分量

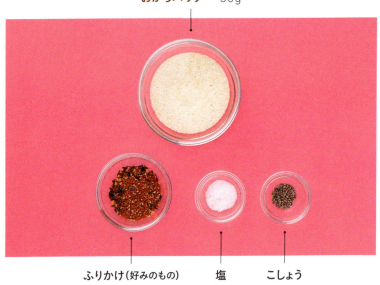

- おからパウダー 30g
- ふりかけ(好みのもの) 大さじ1
- 塩 小さじ2/3
- こしょう 小さじ1/2

材料をすべて混ぜ合わせる。

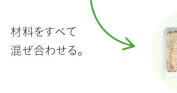

完成

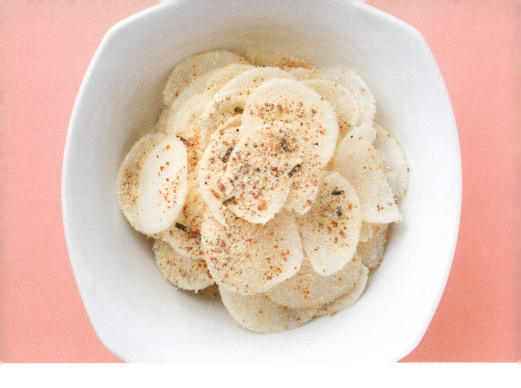

ふりかけ入り

For SALAD

大根のサラダ

大根の酵素がしっかり摂れます。みずみずしく、シャキッとした食感。

材料●2人分

ふりかけ入りおからパウダー
.... 大さじ4
大根 300g

作り方

大根は薄切りにし、ふりかけ入りおからパウダーをふり、ざっくり混ぜる。

> **POWDER MEMO**
> 素材が大根だけでも、味付きのおからパウダーをふりかければ、風味豊かなサラダに。

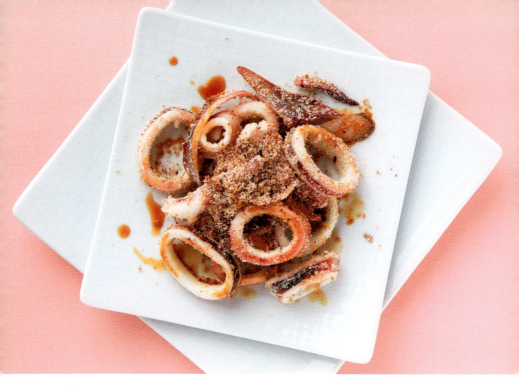

ふりかけ入り

For FISH

いか炒め

しょうゆをかけて和風に。ごはんもお酒もすすむ一品です。

材料 ● 2人分

ふりかけ入りおからパウダー
　………… 大さじ4
するめいか ………… 2杯
オリーブ油 ………… 大さじ2
しょうゆ ………… 小さじ2

作り方

1 いかはワタと軟骨を取り除き、1cm幅の輪切りにする。足とエンペラは適当な大きさに切る。

2 フライパンにオリーブ油を中火で熱し、**1**を入れ、色が変わるまで炒め、ふりかけ入りおからパウダーをふり、さっと炒める。

3 器に盛り、しょうゆをかける。

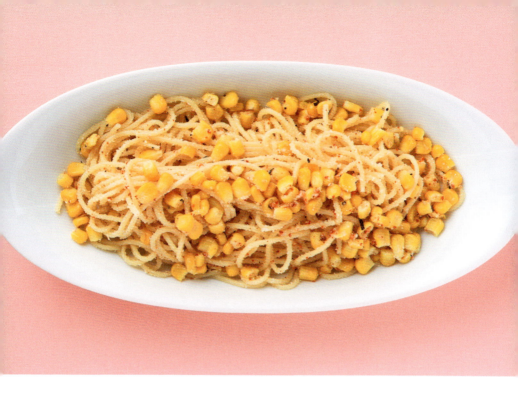

For PASTA

とうもろこしのスパゲティ

たっぷりのとうもろこしの甘みがいい感じ。ごま油で風味をプラス。

材料 ● 2人分

ふりかけ入りおからパウダー
　………………… 大さじ4
スパゲティ ………… 160g
とうもろこし
　（冷凍品でも缶詰でも）100g
ごま油 ……………… 大さじ2

作り方

1. 鍋に湯を沸かし、湯の分量の1%の塩（分量外）を入れ、スパゲティを袋の時間通りにゆでる。スパゲティのゆで上がり30秒前にとうもろこしを加え、同時にざるに上げて水気をきる。ゆで汁は少し取っておく。

2. ボウルにゆで汁以外の**1**を入れ、ふりかけ入りおからパウダーとごま油、ゆで汁を少し入れ、ざっくり混ぜる。

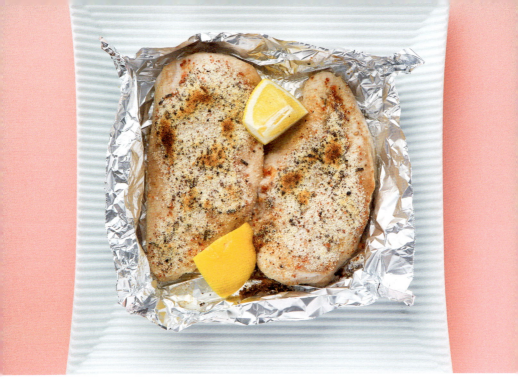

ふりかけ入り

For CHICKEN
鶏胸肉のホイル焼き

シンプルな味つけで鶏胸肉のおいしさを実感。ダイエット中の人にも。

材料●2人分

ふりかけ入りおからパウダー
……………… 大さじ4
鶏胸肉 ………… 2枚(640g)
塩 ………………… 小さじ1
レモン(くし型に切る) …… 1/4個

作り方

1. 鶏肉は皮を取り除き、厚さを半分にし、塩をふる。
2. オーブントースターの天板にアルミ箔を敷き、1をのせ、ふりかけ入りおからパウダーをふり、約7〜8分(鶏肉に火が通るまで)焼く。
3. 器に盛り、レモンを半分に切って添える。

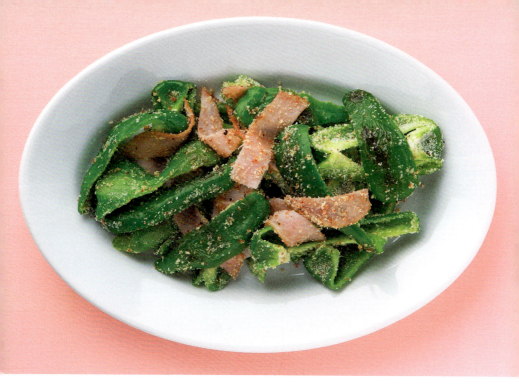

ふりかけ入り

For STIR-FRY

ハムとピーマンの炒めもの

「もう一品」にもちょうどいい。ナポリタンの具にもぴったり！

材料 ● 2人分

ふりかけ入りおからパウダー
　　　　　　　……… 大さじ4
ピーマン……………… 5個
ロースハム…………… 2枚
サラダ油……………… 大さじ1
塩……………………… 少々

作り方

1. ピーマンはワタと種を取り、1cm幅に切る。ハムも同様に切る。

2. フライパンにサラダ油を中火で熱し、1を入れ、塩をふり、さっと炒め、ふりかけ入りおからパウダーをふってさらに炒める。

\ パウダーを混ぜるだけ /
おからパウダー混ぜごはん

【共通】材料 ● 1人分

好みの味のおからパウダー
……………… 大さじ山盛り1
温かいごはん……………… 120g

作り方

好みの味のおからパウダーをごはんと混ぜ合わせる。

1 ごま&アーモンド入りおからパウダーごはん

ごはんとアーモンドが意外にマッチします。

2 青のり&かつお節入りおからパウダーごはん

青のりとかつお節、ごはんに合う組み合わせ。

3 カレー粉入りおからパウダーごはん

「ちょっと食欲がないな」というときにも。

4 粉チーズ&ベーコンチップス入りおからパウダーごはん

ドリアにするのもおすすめ。これだけでも◎。

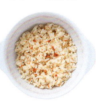

5 ハーブ&粉チーズ入りおからパウダーごはん

このごはんをオムライスにしてもおいしいです。

6 ふりかけ入りおからパウダーごはん

ごはんにふりかけは王道ですが、おから入りでヘルシーに。

Part 2

ひき肉に混ぜて
肉ダネ
アイデアレシピ

ひき肉におからパウダーと食材をプラスし、和洋中それぞれの味つけをして肉ダネを作ります。食材の種類は少ないほうが肉ダネの味が引き立ちます。これを作っておけば、手間がはぶけ、餃子やハンバーグ、肉じゃが、ロールキャベツなども手軽で簡単！　おからパウダーを入れる分、ひき肉の量も控えられてヘルシーです。

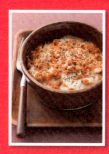
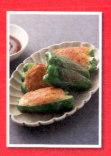

ひき肉に混ぜる 1

合びき肉ダネ

牛肉と豚肉の合びきだから、うまみも豊富。
ハンバーグやロールキャベツなどの洋食に。

材料 ● 作りやすい分量（約200g分）

- ❶ 合びき肉 ………………… 50g
- ❷ 溶き卵 ………………… 1/2個分
- ❸ 玉ねぎ（みじん切り）… 1/2個（100g）
- ❹ 塩 ………………… 小さじ1/3
- ❺ こしょう ………………… 少々
- ❻ **おからパウダー** ………… 大さじ3

作り方

1. ボウルに合びき肉を入れ、塩、こしょうをふり、粘りが出るまで練る。
2. 溶き卵を入れ、混ぜ合わせ、玉ねぎ、おからパウダーの順に加え、さらに混ぜ合わせる。

POWDER MEMO
最初におからパウダーを入れると、水分を吸って肉ダネが重くなり混ぜにくくなるので、おからパウダーは最後に入れます。

 完成

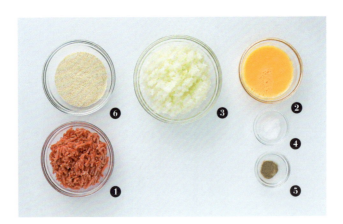

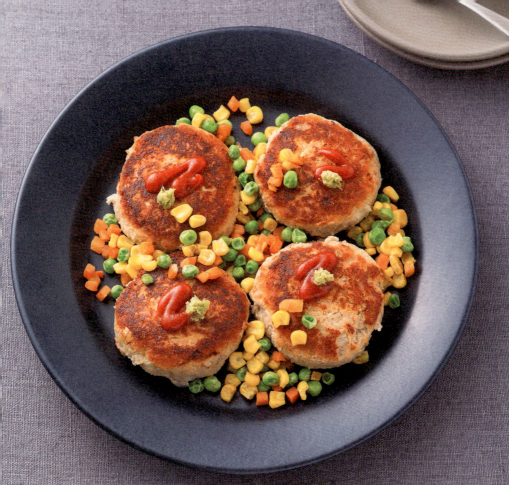

合びき肉ダネ

ハンバーグ

合びき肉料理の定番をケチャップとわさびでどうぞ。

材料 ● 2人分

合いびき肉ダネ ……………… 100g
ミックスベジタブル
（冷凍品）…………… 80g
サラダ油 ……………… 大さじ1
トマトケチャップ …… 適量
わさび ………………… 適量

作り方

1. 合びき肉ダネは4等分し、円形に成形する。
2. フライパンにサラダ油をひき、1を並べ、中火で両面こんがりするまで焼く。
3. 2のフライパンを洗わずにミックスベジタブルを炒める。
4. 器に2と3を盛り、2にケチャップ、わさびをのせる。

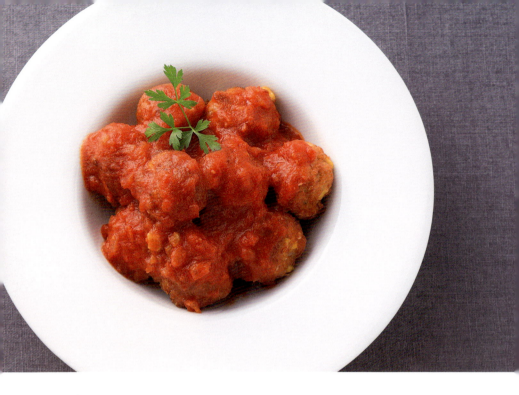

ミートボール

揚げても中はふっくらやわらか。お弁当にもおすすめ。

材料 ● 2人分

合びき肉ダネ
……………… 100g
とうもろこし(缶詰) ……… 50g
小麦粉 …………… 大さじ1
サラダ油 …………… 適量
トマトケソース
　　　　　…… 1/2缶(150g)
水 ……………… 1/4カップ
塩・こしょう ……… 各少々
セルフィーユ ………… 適宜

作り方

1 ボウルに合びき肉ダネととうもろこしを入れ、しっかり混ぜ合わせ、一口大に丸めて小麦粉を薄くまぶす。

2 フライパンにサラダ油を中火で170℃に熱し、**1**をこんがりするまで揚げ、取り出し、油をきる。揚げ油は処理する。

3 **2**のフライパンを洗わずにトマトソース、水を入れ、中火でひと煮立ちさせ、**2**を戻し入れて塩、こしょうで味を調える。

4 器に盛り、セルフィーユをあしらう。

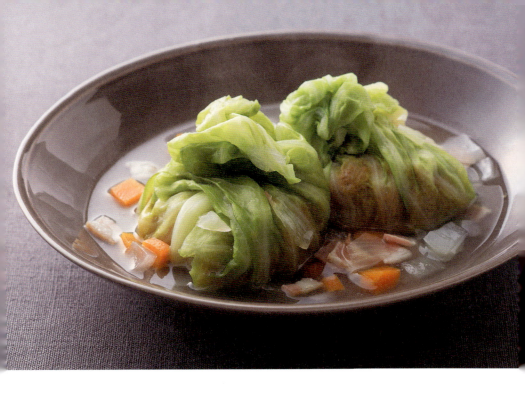

ロールキャベツ

だしを使わなくても肉と野菜のうまみで風味豊かに。

合びき肉ダネ

材料 ● 2人分

合びき肉ダネ
 ……………………… 100g
キャベツ ………………… 4枚
玉ねぎ ………… 1/2個（100g）
にんじん ………… 1/3本（30g）
ベーコン ………………… 1枚
水 …………………… 2カップ
塩 ………………… 小さじ1/2
こしょう ………………… 少々

作り方

1 玉ねぎ、にんじん、ベーコンは1cm角に切る。

2 フライパンに水（分量内から1/2カップ）とキャベツを入れ、ふたをし、中火でしんなりするまで蒸す。粗熱を取って芯を削ぐ。蒸し汁は取っておく。

3 合びき肉ダネを4等分し、**2**のキャベツで包み、巻き終わりを軽く結ぶ（楊枝で留めても）。

4 鍋に残りの水と蒸し汁を入れ、玉ねぎとにんじん、ベーコン、**3**を入れて中火にかける。沸騰したら弱火にして塩、こしょうをふり、20分煮る。

合びき肉ダネ

ピーマンの肉詰め

ワタや種は栄養がいっぱい。捨てずに肉ダネに混ぜ合わせて。

材料●2人分

合びき肉ダネ	100g
ピーマン	2個
片栗粉	大さじ½〜1
オリーブ油	少々
トマトケチャップ	大さじ2
ウスターソース	大さじ1

作り方

1 ピーマンは縦半分に切り、ワタと種を取る。ワタと種は捨てずに取っておく。

2 ボウルに合びき肉ダネと**1**のワタと種を入れ、しっかり混ぜ合わせ、4等分にする。

3 ピーマンの内側に薄く片栗粉をつけ、**2**を詰め、肉の表面にも薄く片栗粉をまぶす。

4 フライパンを中火で温め、オリーブ油をひき、**3**を肉の面を下にして並べ、両面(肉に火が通るまで)焼く。

5 器に盛り、ケチャップとウスターソースを混ぜ合わせたものを添える。

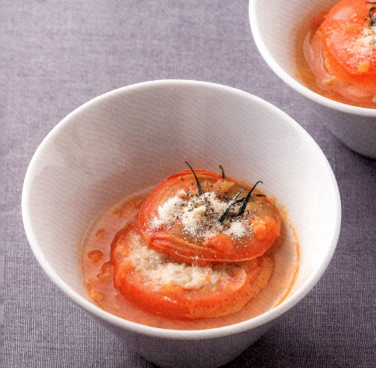

合びき肉ダネ

トマトのファルシー

フランスの家庭料理のひとつ。トマトまるごとがかわいい！

材料●2人分

- **合びき肉ダネ** ……… 50g
- トマト ……… 2個
- 小麦粉 ……… 少々
- 水 ……… 1カップ
- 塩 ……… 小さじ½
- こしょう ……… 少々
- おからパウダー ……… 少々
- 黒こしょう ……… 少々

作り方

1 トマトは上部を水平に切り、スプーンで中をくり抜く。くり抜いた中身は粗みじん切りにする。

2 1のくり抜いたトマトに合びき肉ダネを詰め、ふたになるほうのトマトの内側に薄く小麦粉をまぶし、肉ダネを詰めたトマトにのせる。

3 鍋に2と水、1の粗みじん切りにしたトマトを入れ、中火でひと煮立ちさせる。

4 ひと煮立ちさせたら弱火にし、10分（肉に火が通るまで）煮て、塩、こしょうで調味する。

5 器に盛り、おからパウダーと黒こしょうをふる。

ひき肉に混ぜる

2

和風合びき肉ダネ

肉じゃがやあえもの、炊き込みごはんなど
和風の定番料理に使って。

材料 ● 作りやすい分量（約130g分）

❶ 合びき肉 ……………… 50g
❷ 砂糖 …………… 大さじ1
❸ しょうゆ ………… 大さじ2
❹ しょうが（みじん切り）… 10g
❺ **おからパウダー** … 大さじ3

作り方

1　ボウルに合いびき肉と砂糖、しょうゆを入れ、粘りが出るまで練る。

2　しょうが、おからパウダーの順に加え、混ぜ合わせる。

完成

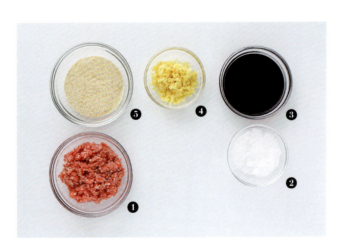

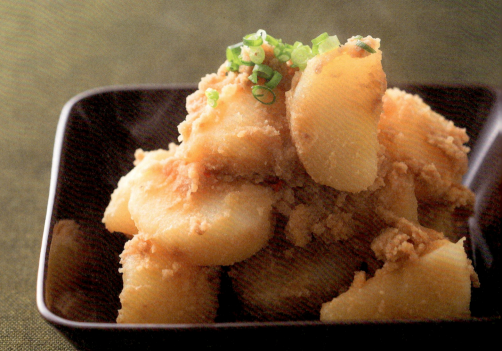

肉じゃが

新たに入れる具はじゃがいもだけ。だから短時間で作れます。

材料 ● 2人分

和風合びき肉ダネ……… 25g
じゃがいも … 3個(正味320g)
水 ………………… 2/3カップ
塩 ………………… 小さじ1/2
こしょう …………………… 少々
万能ねぎ(小口切り) …… 少々

作り方

1 じゃがいもは一口大に切る。

2 鍋に水と1を入れ、塩、こしょうをふり、ふたをして中火でひと煮立ちさせる。

3 中火弱にし、和風合びき肉ダネを加え、7分煮て(じゃがいもがやわらかくなるまで)、ふたをあけ、中火強にして煮きる。

4 器に盛り、万能ねぎをのせる。

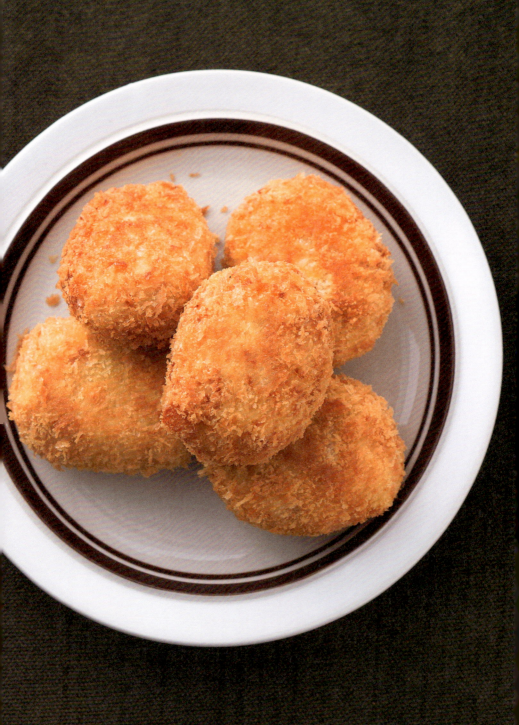

和風合びき肉ダネ

コロッケ

ひき肉とじゃがいもだけでシンプルに。揚げたてサクサクを味わって。

材料 ● 2人分

和風合びき肉ダネ …… 25g
じゃがいも ……… 2個（220g）
小麦粉 ……………… 大さじ1
溶き卵 ………………… 1個分
パン粉 ………… 大さじ1〜2
サラダ油 ………………… 適量

作り方

1 じゃがいもは皮つきのままラップをせず、電子レンジで約8分（途中、様子を見ながら、やわらかくなるまで）加熱し、熱いうちに皮をむき、ボウルに入れてつぶす。

2 和風合びき肉ダネを加え、混ぜ合わせ、5等分して小判形に成形する。小麦粉、溶き卵、パン粉の順につける。

3 フライパンにサラダ油を中火で170℃に熱し、**2**を入れ、こんがりするまで揚げて油をきる。

POWDER MEMO

肉ダネに味がついているので、後はじゃがいもと合わせるだけでOK。素朴な味わいのコロッケに。じゃがいもは熱いうちに皮をむくのがコツ。

簡単! 混ぜごはん

肉ダネとごはんを混ぜればでき上がり。簡単&超便利。

材料 ● 2人分

和風合びき肉ダネ
　……………… 50g
温かいごはん ………… 250g
しょうが(みじん切り) …… 少々
ごま(黒) …………… 小さじ1

作り方

1. 和風合びき肉ダネはラップで包み、電子レンジで約2分加熱する。
2. **1**とごはん、しょうがを混ぜ合わせる。
3. 器に盛り、ごまを散らす。

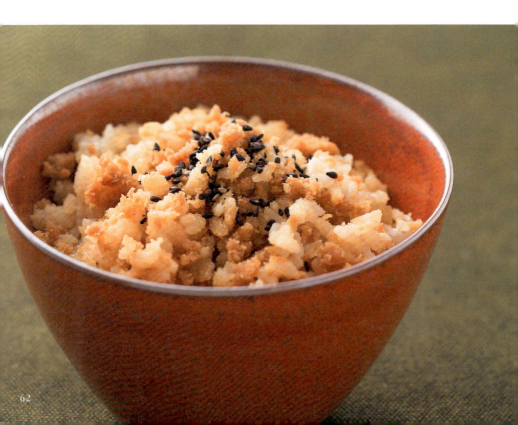

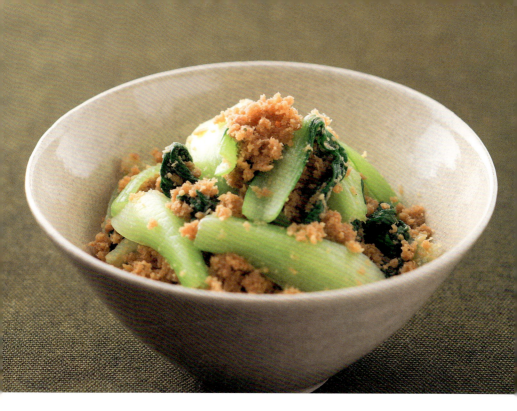

和風合びき肉ダネ

チンゲン菜のあえもの

和風の肉ダネに中国野菜を合わせました。青菜ならなんでも。

材料 ● 2人分

和風合びき肉ダネ ……… 25g
チンゲン菜 ……………… 2株

作り方

1 チンゲン菜は熱湯でさっとゆで、水に取り、水気を絞ってざく切りにする。
2 和風合びき肉ダネはラップで包み、電子レンジで約2分加熱する。
3 2で1をあえる。

中華風豚ひき肉ダネ

餃子やシュウマイ、ワンタンなどおなじみの
中華のおかずにどうぞ。

材料 ● 作りやすい分量（約200g分）

- ❶ 豚ひき肉 ……………… 50g
- ❷ 塩 ……………… 小さじ1
- ❸ こしょう ……………… 少々
- ❹ キャベツ（みじん切り）… 100g
- ❺ しょうが（みじん切り）…… 10g
- ❻ 長ねぎ（みじん切り）
  　　　　　　　　　　4cm長さ
- ❼ ごま油 ……………… 小さじ1
- ❽ **おからパウダー** …… 大さじ3

作り方

1 ボウルに豚ひき肉を入れ、塩、こしょうをふり、粘りが出るまで練る。

2 野菜とごま油入れ、混ぜ合わせ、おからパウダーを加え、さらに混ぜ合わせる。

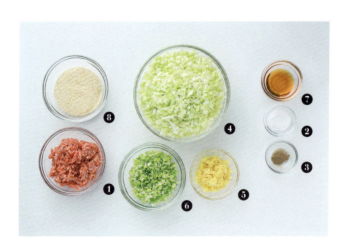

中華風豚ひき肉ダネ

餃子

肉ダネに味がしっかりついているのでたれは不要です。

材料 ● 2人分
中華風豚ひき肉ダネ
.... 100g
餃子の皮（市販品）......... 12枚
ごま油 小さじ1

作り方
1. 餃子の皮で中華風豚ひき肉ダネを包む。
2. フライパンに**1**を並べ、中火にかけ、熱湯½カップ（分量外）を鍋肌から注ぎ入れ、ふたをして水分がなくなるまで焼く。
3. 水分がなくなったら、ふたをあけ、ごま油を回しかけて皮にほどよい焼き色がついたら、火を止める。

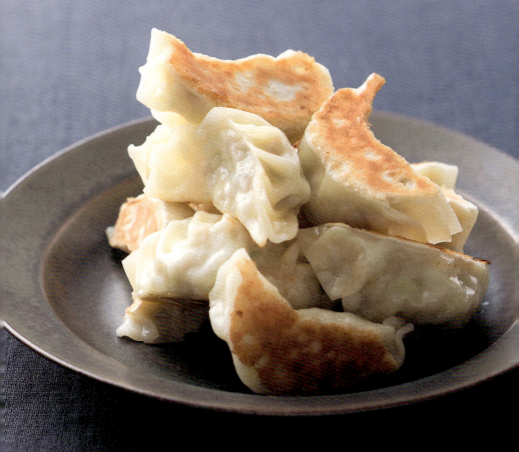

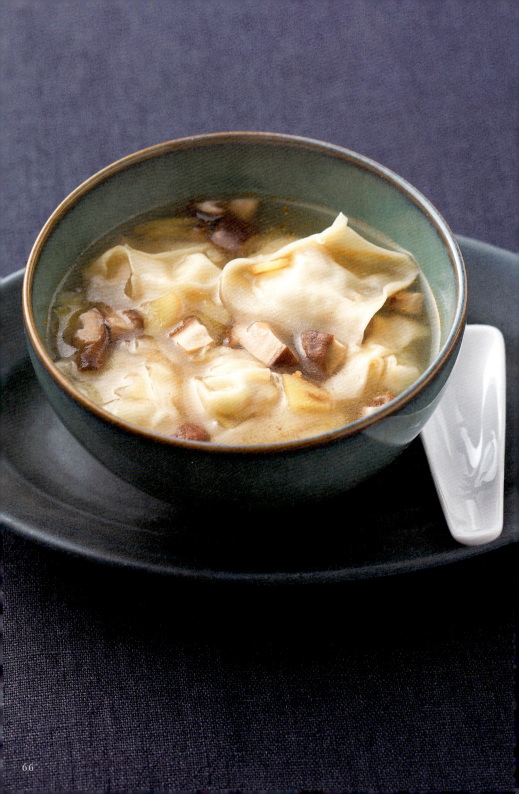

中華風豚ひき肉ダネ

ワンタン

ジュワッ、モチッ、ツルンと3つの食感が楽しい。スープも絶品。

材料 ● 2人分

中華風豚ひき肉ダネ
　　………… 50g
ワンタンの皮（市販品）
　　………… 12枚
しいたけ ………… 2枚
しょうが ………… 10g
ごま油 ………… 小さじ1
水 ………… 2カップ
塩・こしょう ………… 各少々
水溶き片栗粉 ……… 小さじ2

作り方

1. しいたけは1cm角に切り、しょうがは1cm角の薄切りにする。
2. ワンタンの皮で中華風豚ひき肉ダネを包む。
3. フライパンにごま油と**1**を入れ、中火でしょうがの香りが立つまで炒める。水を注ぎ入れ、ひと煮立ちさせ、水溶き片栗粉でとろみをつける。**2**を加えて塩、こしょうで調味する。

※好みでごま油やラー油を入れても。

POWDER MEMO

中華風は点心の肉ダネに大活躍です。餃子（焼き餃子、水餃子）、シュウマイ、ワンタンなど。もう少しレベルを上げて、包子などもおすすめです。

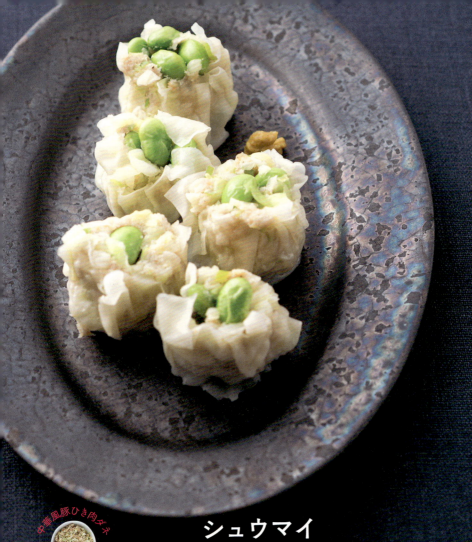

シュウマイ

枝豆は未成熟の大豆を収穫したもの。食感も彩りもグッド。

中華風豚ひき肉ダネ

材料 ● 5個分

中華風豚ひき肉ダネ
················· 50g
シュウマイの皮（市販品）
················· 5枚
枝豆（冷凍品）
············· 50g（さやつきで）

作り方

1 ボウルに中華風豚ひき肉ダネと枝豆をさやから外して入れ、混ぜ合わせ、シュウマイの皮で包む。シュウマイの上に枝豆をのせる。

2 耐熱皿にクッキングシートを敷き、その上に並べ、濡らしたペーパータオルをかぶせ、ラップをして電子レンジで約2分加熱する。

水餃子

中華風豚ひき肉ダネ

アツアツでも冷やしても◎。焼き餃子とは違ってもっちり！

材料・2人分

中華風豚ひき肉ダネ
　……………………100g
餃子の皮（市販品）……12枚
酢じょうゆ………………適量

作り方

1 餃子の皮で中華風豚ひき肉ダネを包む。
2 鍋に湯を沸かし、1を入れ、中火で浮いてくるまでゆでて水に取る。
3 器にゆで汁とともに盛り、酢じょうゆを添える。

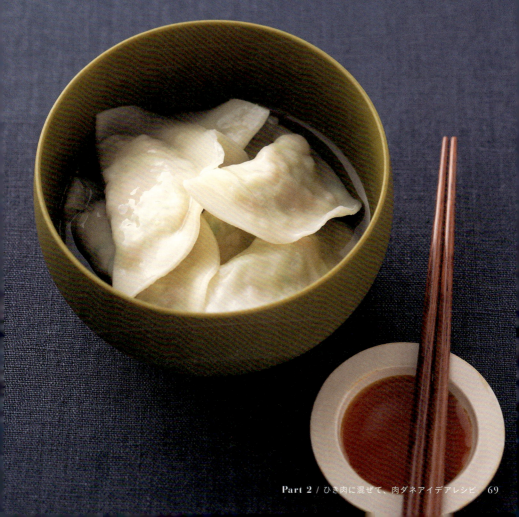

ひき肉に混ぜる
4
みそ風味豚ひき肉ダネ

豆板醤を入れた肉ダネ。
麻婆豆腐やチャーハンも味がピタッと決まります。

材料 ● 作りやすい分量（約150g分）

- ❶ 豚ひき肉 …………… 50g
- ❷ みそ ………………… 大さじ2
- ❸ 砂糖 ………………… 大さじ1
- ❹ 豆板醤 ……………… 小さじ½
- ❺ 長ねぎ（みじん切り）…… 4cm長さ
- ❻ にんにく（みじん切り）…… 1かけ
- ❼ **おからパウダー** ……… 大さじ3

作り方

1 ボウルに豚ひき肉とみそ、砂糖、豆板醤を入れ、粘りが出るまでしっかりと練る。

2 長ねぎ、にんにく、おからパウダーの順に加え、混ぜ合わせる。

完成

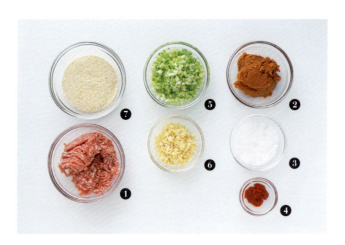

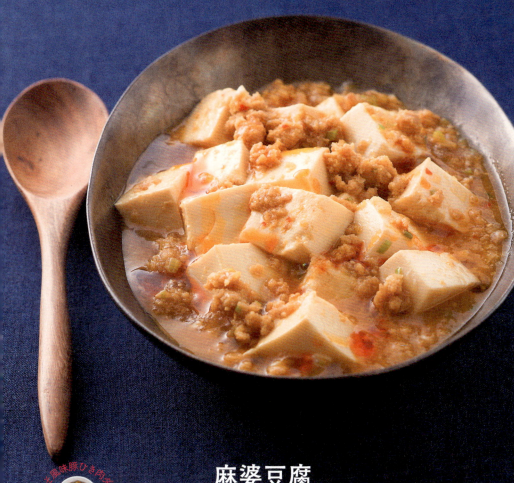

麻婆豆腐

とにかく簡単に作ってみました。ごはんにはテッパン！

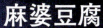
みそ風味豚ひき肉ダネ

材料●2人分

みそ風味豚ひき肉ダネ
　　　　　　　　　　……50g
豆腐（絹ごし）……1丁（300g）
水………………………2/3カップ
しょうゆ………………大さじ1
水溶き片栗粉…………大さじ1
ラー油…………………少々

作り方

1. 豆腐は1cm角強に切る。
2. フライパンに水を注ぎ入れ、中火強にかけ、ひと煮立ちさせる。みそ風味豚ひき肉ダネと1を入れ、豆腐に火が通ったらしょうゆで味を調える。水溶き片栗粉を回し入れ、とろみをつけてラー油をかける。

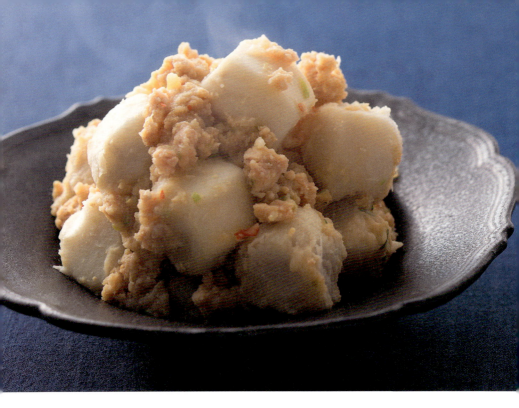

里いもの煮っころがし

冷凍の里いもに肉ダネをプラスすれば煮っころがしも簡単。

材料 ●2人分

みそ風味豚ひき肉ダネ
………………………… 25g
里いも(冷凍品)………… 300g
水 ………………………… ひたひた
塩 ………………………… 少々

作り方

1. 鍋に水と里いもを入れ、中火でひと煮立ちさせる。
2. みそ風味豚ひき肉ダネを加え、塩をふり、煮きる。

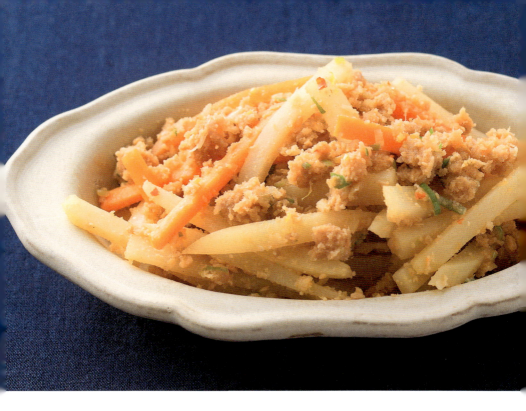

じゃがいもとにんじんの炒めもの

 みそ風味豚ひき肉ダネ

常備野菜の筆頭のじゃがいもとにんじん。炒めものにしてもイケます。

材料 ● 2人分

みそ風味豚ひき肉ダネ
………………… 25g
じゃがいも …… 1個（正味90g）
にんじん ………… 1/4本（25g）
サラダ油 …………… 小さじ1
塩・こしょう ………… 各少々

作り方

1 じゃがいもは皮をむき、細切りにし、にんじんも同様に切る。

2 フライパンにサラダ油をひき、1を入れ、中火で炒める。みそ風味豚ひき肉ダネを加え、さらに炒め、塩、こしょうで味を調える。

チャーハン

みそ風味豚ひき肉ダネ

おからパウダー入りの肉ダネが余計な水分を吸ってバラバラに。

材料 ● 2人分

みそ風味豚ひき肉ダネ
　…………………… 50g
温かいごはん………… 400g
溶き卵………………… 1個分
しょうゆ…………… 小さじ4
サラダ油…………… 小さじ2
万能ねぎ（小口切り）…… 適量

作り方

1　フライパンにサラダ油を中火で熱し、みそ風味豚ひき肉ダネを入れ、さっと炒める。

2　溶き卵を回し入れ、かき混ぜ、半熟状態になったらごはんを加えて炒める。しょうゆを回し入れ、味を調える。

3　器に盛り、万能ねぎを散らす。

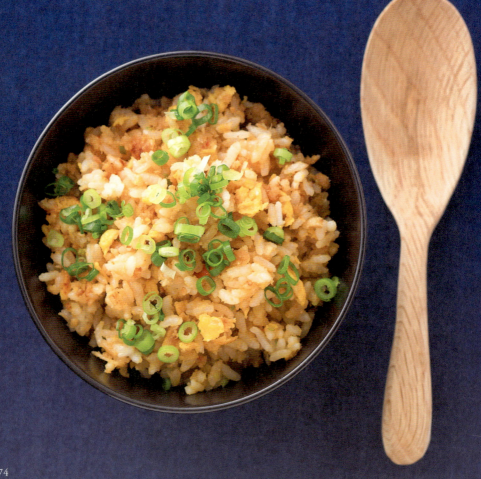

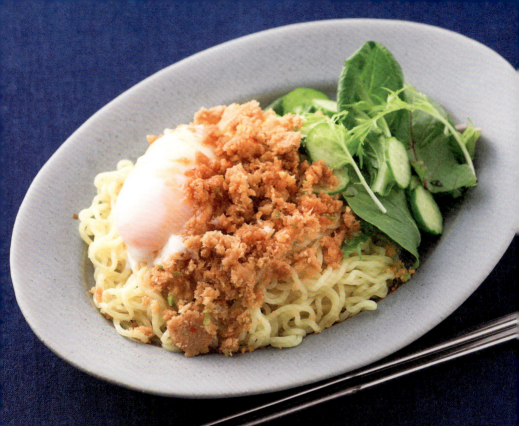

ジャージャー麺

ほどよい辛さがクセになります。温泉卵をのせてまろやかに。

みそ風味豚ひき肉ダネ

材料 ● 2人分
みそ風味豚ひき肉ダネ
……………………… 50g
中華麺 ………………… 2玉
きゅうり ……………… 1/2本
温泉卵（市販品）……… 2個
A｜ごま油 ………… 大さじ1
　｜ラー油 …………… 少々
　｜しょうゆ ……… 小さじ2
ベビーリーフ ………… 適量

作り方
1　きゅうりは薄い輪切りにする。
2　中華麺は熱湯で袋の表示通りにゆで、水でしめ、ざるに上げる。
3　みそ風味豚ひき肉ダネはラップで包み、電子レンジで約2分加熱する。
4　器に2を盛り、3と温泉卵をのせ、Aを混ぜてかける。きゅうりとベビーリーフを添える。

ひき肉に混ぜる

5

牛ひき肉ダネ

コクがあるので、ミートソースやチリコンカンなどの煮込み料理に。

材料 ● 作りやすい分量（約330g）

- ❶ 牛ひき肉 …………… 50g
- ❷ 塩 ……………… 小さじ1/4
- ❸ こしょう ……………… 少々
- ❹ トマトソース … 1/4缶 (75g)
- ❺ トマトケチャップ …… 大さじ2
- ❻ 玉ねぎ（みじん切り）
  ……………… 1/2個 (100g)
- ❼ にんじん（みじん切り）
  ……………… 2/3本 (50g)
- ❽ おからパウダー …… 大さじ3

作り方

1. ボウルにひき肉を入れ、塩、こしょうをふり、粘りが出るまで練る。
2. トマトソース、チャップを入れ、しっかり混ぜ合わせ、玉ねぎ、にんじん、おからパウダーの順に加え、さらに混ぜ合わせる。

完成

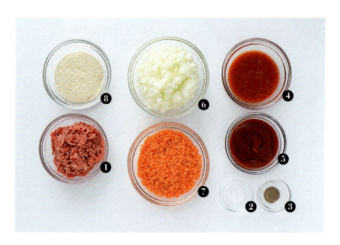

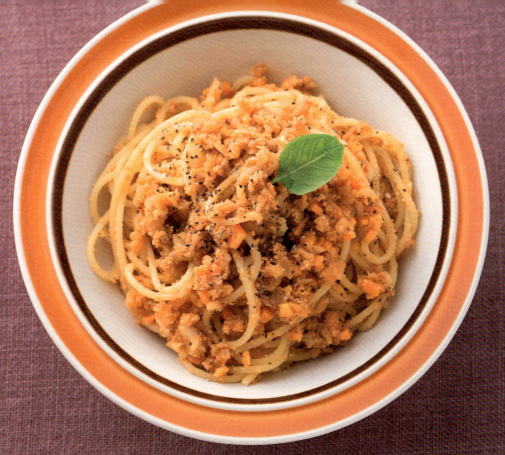

ミートソーススパゲティ

肉ダネを使えばミートソースも手早く作れます。

材料●2人分

牛ひき肉ダネ……………50g
スパゲティ………160g
オリーブ油……大さじ2
塩・こしょう……各少々
黒こしょう…………少々
ベビーリーフ……適宜

作り方

1 鍋に湯を沸かし、湯の分量の1％の塩（分量外）を入れ、スパゲティを袋の時間通りにゆで、ざるに上げて水気をきる。オリーブ油をまぶす。

2 ボウルに牛ひき肉ダネを入れてラップをかけ、電子レンジで約2分加熱する。

3 1と2を混ぜ合わせ、塩、こしょうで味を調える。

4 器に盛り、黒こしょうをふり、あればベビーリーフをあしらう。

牛ひき肉ダネ

ドリア

コクのあるホワイトソースがおいしさの決め手！ でき立てアツアツを。

材料 ● 2人分

牛ひき肉ダネ	100g
温かいごはん	400g
バター	大さじ2
小麦粉	大さじ2
牛乳	2カップ
塩・こしょう	各少々
とけるチーズ	60g
黒こしょう	少々

作り方

1 ボウルに牛ひき肉ダネを入れてラップをかけ、電子レンジで約2分加熱する。

2 鍋にバターを入れ、中火で溶かし、小麦粉を入れて粉気がなくなるまでしっかり炒める。

3 中火弱にし、牛乳を少しずつ注ぎ入れながら、とろみが出るまで木べらで絶えず混ぜ合わせて塩、こしょうで調味する。

4 器に半量の**3**とごはんを混ぜてのせ、**3**の残りをかけ、とけるチーズを散らす。オーブントースターでチーズがとけるまで焼き、黒こしょうをふる。

POWDER MEMO

ホワイトソースを作れば、後は肉ダネを使って、ドリアも手軽に。乳製品たっぷりでも、おからパウダーの食物繊維で栄養面をフォローします。

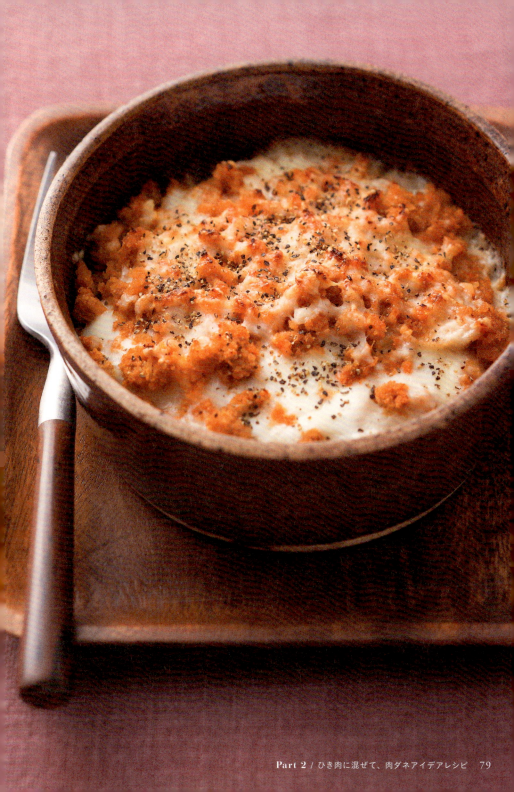

牛ひき肉ダネ

野菜の煮込み

肉ダネと野菜をさっと炒めて煮るだけ。ひと味違う洋風煮もの。

材料 ● 2人分

牛ひき肉ダネ	50g
ズッキーニ	1本
パプリカ（赤・黄）	各1/2個
オリーブ油	大さじ1
水	1/2カップ
塩	小さじ1/4
こしょう	少々
黒こしょう	少々

作り方

1 ズッキーニはヘタを取り、5mm幅の輪切りにし、パプリカは一口大よりやや大き目に切る。

2 フライパンにオリーブ油をひき、**1**を入れ、中火でさっと炒めて牛ひき肉ダネ、水を注ぎ入れる。野菜に火が通るまで炒め煮にし、塩、こしょうで味を調える。

3 器に盛り、黒こしょうをふる。

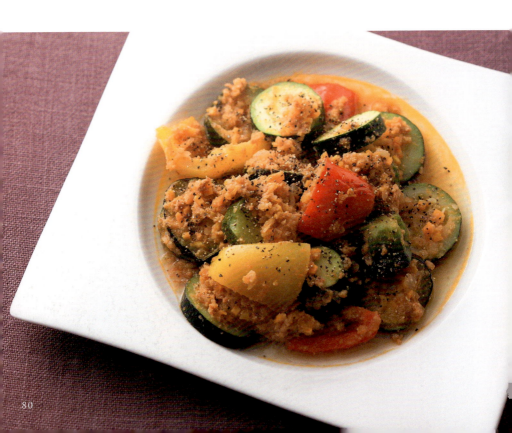

牛ひき肉ダネ

チリコンカン

アメリカ生まれのメキシコ料理。ごはんにもパンにも合います。

材料 ● 2人分

牛ひき肉ダネ	50g
大豆（水煮・市販品）	150g
水	1/2カップ
塩	小さじ1/3
こしょう	少々
黒こしょう	少々

作り方

1 鍋に牛ひき肉ダネ、水、大豆を入れ、中火にかけ、ひと煮立ちさせる。塩、こしょうで味を調え、汁気を飛ばすように炒める。

2 器に盛り、黒こしょうをふる。

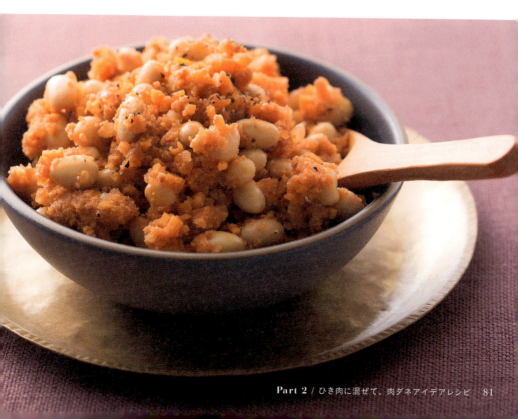

ひき肉に混ぜる

鶏ひき肉ダネ

**消化がよく、滋養もあります。
つくねや肉だんごなど和食や中華に。**

材料 ● 作りやすい分量（約200g）

- ❶ 鶏ひき肉 …………… 50g
- ❷ 塩 …………… 小さじ¼
- ❸ 酒 …………… 大さじ1
- ❹ 卵白 …………… 1個分
- ❺ 玉ねぎ（みじん切り）…… 50g
- ❻ しょうが（みじん切り）…… 10g
- ❼ **おからパウダー** 大さじ3

作り方

1. ボウルにひき肉を入れ、塩をふり、粘りが出るまで練る。
2. 酒と卵白を入れ、混ぜ合わせ、玉ねぎ、しょうが、おからパウダーの順に加え、さらに混ぜ合わせる。

完成

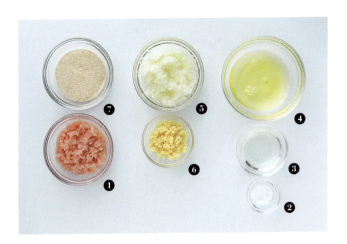

鶏ひき肉ダネ

鶏のつくね

鶏のうまみがギュッと詰まった豊かな味わい。卵黄を添えて。

材料 ● 2人分

鶏ひき肉ダネ	100g
長ねぎ	1/4本
ごま油	大さじ1/2
卵黄	1個
七味唐辛子	適量

作り方

1 長ねぎは表面に切り込みを入れ、4cm長さに切る。鶏ひき肉ダネは一口大の小判形に成形する。

2 フライパンにごま油をひき、1を入れ、中火で両面こんがりするまで焼く。

3 器に盛り、卵黄と七味唐辛子を添える。

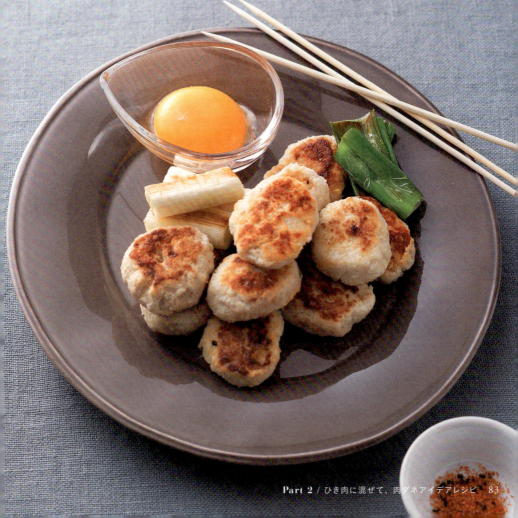

鶏ひき肉ダネ

鶏だんご鍋

体の中からじんわりと温まる消化吸収のいい鍋。具のうまみでだしは不要。

材料 • 2人分

鶏ひき肉ダネ……… 100g
白菜……………… 200g
長ねぎ…………… 1本
エリンギ、しめじ
　………… 合わせて100g
A｜水……………… 2カップ
　｜しょうゆ……… 大さじ2
　｜みりん………… 大さじ2

作り方

1. 白菜はざく切りにし、長ねぎは斜めに切る。エリンギは根元を切り落とし、縦半分に切り、しめじは石突きを取ってほぐす。鶏ひき肉ダネは一口大に丸める。

2. 鍋にAを入れ、**1**の野菜を入れ、中火でひと煮立させる。**1**のひき肉を加え、ひき肉に火が通るまで煮る。

POWDER MEMO

肉ダネを作っておけば、1人鍋も簡単。くるくるっと肉ダネを丸めて、鍋に入れれば出汁も出て、うまみたっぷりのアツアツの一品になります。

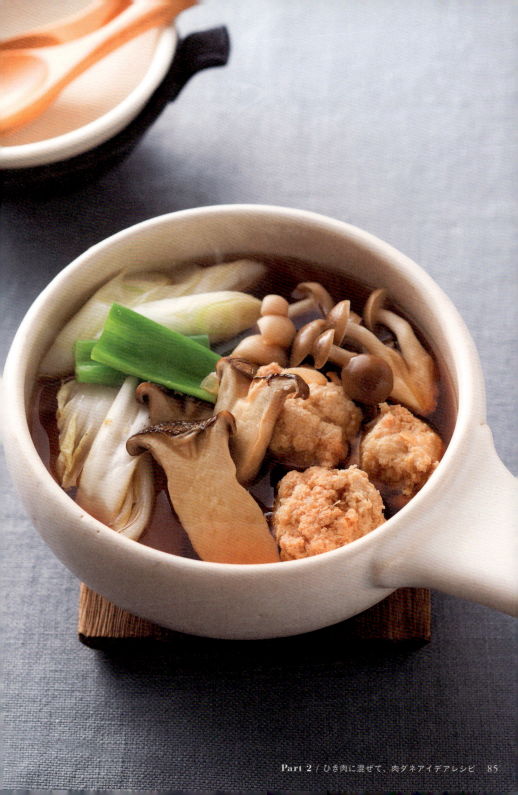

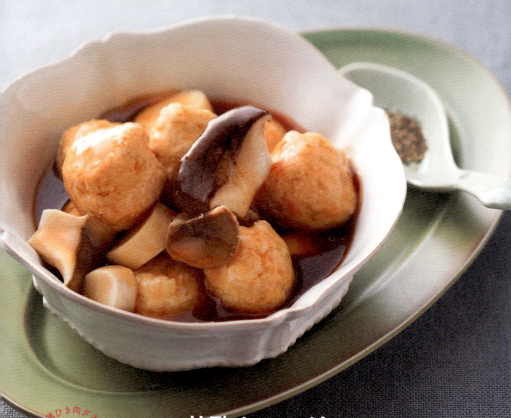

甘酢あんかけ

揚げずにゆでた肉だんごはやわらかでヘルシーです。

鶏ひき肉ダネ

材料 ● 2人分

- 鶏ひき肉ダネ……100g
- エリンギ……1パック
- ○甘酢あん
  - A
    - ゆで汁……1/2カップ
    - 砂糖……大さじ1
    - 酢……大さじ1
    - しょうゆ……大さじ1
    - トマトケチャップ……大さじ1
  - 水溶き片栗粉……大さじ2
- 黒こしょう……適宜

作り方

1. エリンギは1cm幅の輪切りにする。鶏ひき肉ダネは一口大に丸める。
2. 鍋に湯を沸かし、1を入れ、火を通す。ゆで汁は1/2カップ取っておく。残りのゆで汁は処理する。
3. 2の鍋にゆで汁とAを入れ、中火でひと煮立ちさせ、水溶き片栗粉でとろみをつける。2の肉だんごとエリンギを入れ、からめる。
4. 器に盛り、黒こしょうを添える。

Part 3

豆腐にイン！
相性のいい豆腐料理

豆腐を作る過程でできるおから。いわば豆腐とおからは親子のようなもの。親子だから、相性もバツグン！　ダブルで良質の大豆たんぱく質が摂れ、腸内環境のアップやダイエット、メタボが気になる人にもおすすめ。体の中から健康で、きれいになれます。おからパウダーを入れれば、面倒な豆腐の水きりも不要です。

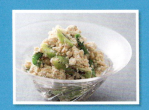

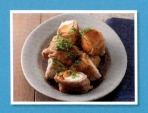

Process of making a tofu hamburger

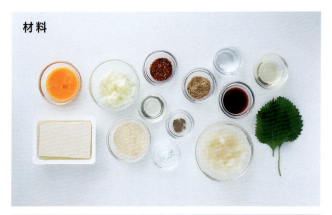

材料

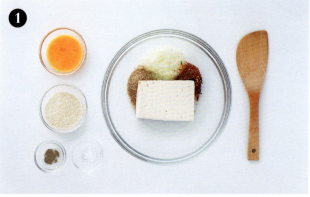

❶

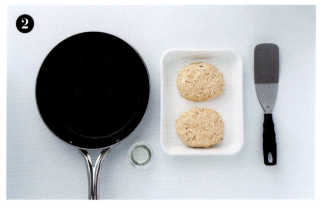

❷

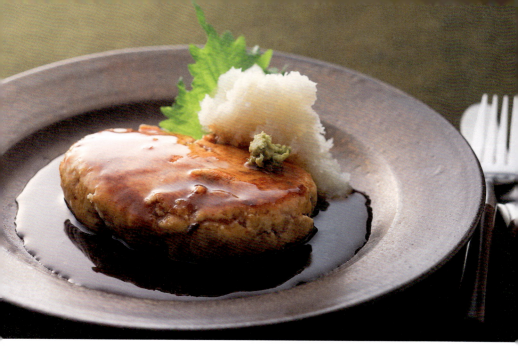

豆腐ハンバーグ

ほぼ100％大豆たんぱくのヘルシーハンバーグ。やさしくやわらかな食感。

材料 ● 2人分

おからパウダー	大さじ6
豆腐（木綿）	1丁（300g）
ふりかけ（好みのもの）	大さじ1
溶き卵	1/2個分
玉ねぎ（みじん切り）	1/4個（50g）
すりごま	大さじ1
サラダ油	大さじ1
A｜水	1/2カップ
｜しょうゆ	大さじ2
｜みりん	大さじ2
水溶き片栗粉	大さじ1
わさび	適宜
青じそ	2枚
大根おろし	200g

作り方

1 ボウルに豆腐を崩しながら入れ、おからパウダーとふりかけを加え、混ぜ合わせる。溶き卵を回し入れ、混ぜ合わせ、玉ねぎ、すりごまを入れ、さらに混ぜ合わせる（写真❶）。2等分にし、小判形に成形する。

2 フライパンにサラダ油を中火で熱し、**1**を並べ入れ、両面こんがりするまで（豆腐に火が通るまで）焼く（写真❷）。

3 小鍋にAを中火でひと煮立ちさせ、水溶き片栗粉でとろみをつける。

4 器に**2**を盛り、**3**をかけ、わさびをのせて青じそと大根おろしを添える。

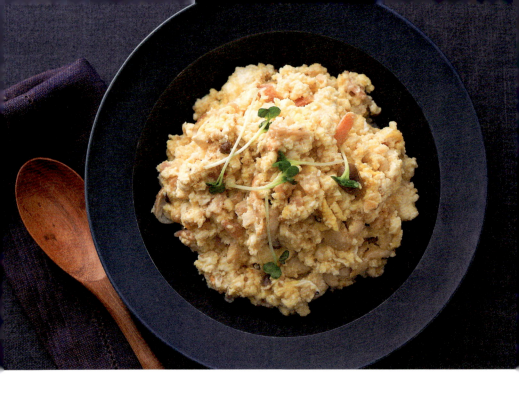

炒り豆腐

庶民派のおかず。健康にいい食材とうまみたっぷりの食材のコラボ。

材料 ● 2人分

- **おからパウダー** 大さじ4
- 豆腐（木綿） 1丁（300g）
- しめじ、ホワイトしめじ 合わせて100g
- ベーコン 1枚
- 溶き卵 1個分
- サラダ油 大さじ1
- 水 1/2カップ
- 塩 小さじ1/2
- みりん 大さじ1
- 貝割れ大根（青みならなんでも） 少々

作り方

1. しめじとホワイトしめじは石突きを取り、ほぐし、ベーコンは1cm幅に切る。
2. 鍋にサラダ油を中火で熱し、1を入れ、全体に油が回るまで炒める。
3. 豆腐を崩しながら加え、さっと炒め、水を注ぎ入れてひと煮立させる。塩、みりんで調味し、5〜6分炒り煮にする。
4. おからパウダーを加え、溶き卵を回し入れ、ざっくり混ぜる。
5. 器に盛り、貝割れ大根を散らす。

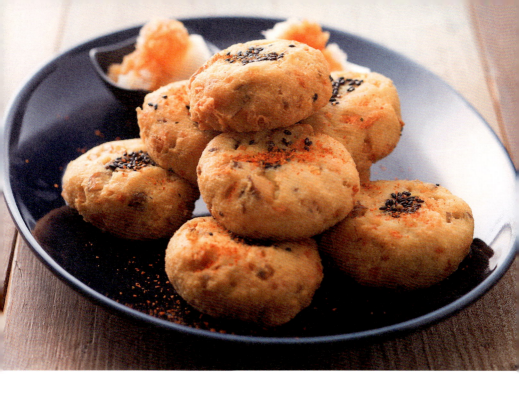

がんもどき

手作りのがんもどきは格別な味わい。豆腐のやさしい食感もグッド。

材料 ● 2人分

おからパウダー	大さじ4
豆腐（木綿）	1丁（300g）
しいたけ	2枚
にんじん	1/3本（30g）
塩	小さじ1/3
溶き卵	1/2個分
片栗粉	大さじ2
ごま	少々
サラダ油	適量
一味唐辛子	適量
大根おろし	200g
しょうゆ	少々

作り方

1. しいたけとにんじんは粗みじん切りにする。
2. ボウルに豆腐を崩しながら入れ、おからパウダーをふり、混ぜ合わせる。**1**を入れ、塩をふってさらに混ぜ合わせる。溶き卵、片栗粉を加えて混ぜ合わせ、一口大に丸めて平らにし、真ん中にごまをのせる。
3. フライパンにサラダ油を170℃前後に熱し、**2**を静かに入れ、こんがりするまで揚げ、油をきる。
4. 器に盛り、一味唐辛子をふる。大根おろしにしょうゆをかけ、添える。

えびしんじょう風

一口食べるとジュワッとおいしさが広がります。おもてなしの一品にも。

材料 ● 2人分

おからパウダー	大さじ6
えび（ブラックタイガー）	4尾
豆腐（木綿）	1丁（300g）
ブロッコリー	100g
塩	小さじ1/3
こしょう	少々
片栗粉	大さじ2
A　水	1 1/2カップ
しょうゆ	大さじ2
みりん	大さじ2
水溶き片栗粉	大さじ1 1/2

作り方

1. えびは殻をむき、あれば背ワタを取り除き、細かくたたく。ボウルに入れ、塩、こしょうをふり、よく混ぜ合わせる。ブロッコリーは小房に分ける。
2. **1**のボウルに豆腐を崩しながら入れ、おからパウダーと片栗粉を加え、しっかり混ぜ合わせる。一口大よりやや大き目に丸める。
3. 鍋に**A**を中火でひと煮立ちさせ、**2**とブロッコリーを静かに入れ、4〜6分煮て取り出す。
4. 水溶き片栗粉でとろみをつけ、取り出したものを戻し入れ、さっと煮る。

POWDER MEMO

しんじょうとは、白身魚の身をすりつぶして、蒸したり、ゆでたりしたもの。豆腐とおからパウダーを入れて、なめらかでヘルシーなえびしんじょうに。

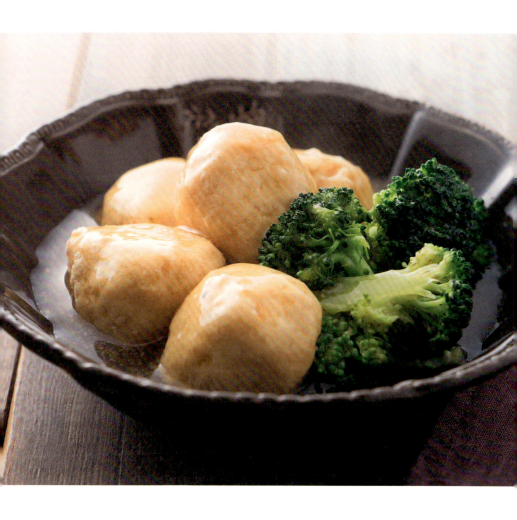

Part 3 / 豆腐にイン！ 相性のいい豆腐料理

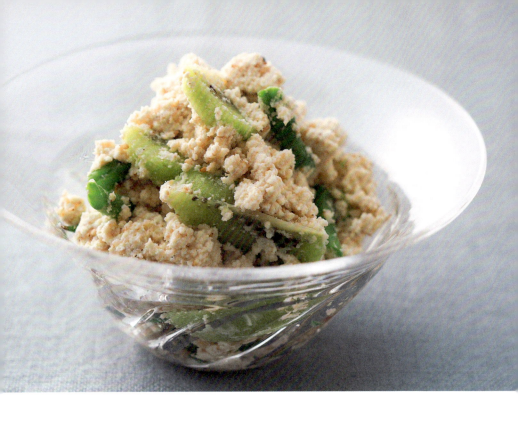

キウイといんげんの白あえ

おからパウダーが水気を吸ってくれるので豆腐の水きりは不要。

材料●2人分

おからパウダー	大さじ3
豆腐(木綿)	1/2丁(150g)
キウイフルーツ(緑)	1個
いんげん	30g
炒りごま	大さじ2
A　塩	小さじ1/3
砂糖	大さじ1
マヨネーズ	小さじ1

作り方

1 キウイはくし形に切り、いんげんはゆでて、4〜5cm長さに切る。

2 ボウルに豆腐を崩しながら入れ、おからパウダーと炒りごまを加え、混ぜ合わせてAで調味する。1を入れ、ざっくりあえる。

豆腐のたらこあんかけ

たらこの塩気を使うので塩は少量でOK。新感覚の煮ものです。

材料 ● 2人分

- **おからパウダー** ……… 大さじ3
- 豆腐（絹ごし）……… 1丁（300g）
- たらこ ……… 30g
- A
  - 水 ……… 1カップ
  - 塩 ……… 小さじ1/3
  - 酒 ……… 大さじ2
- しょうが（みじん切り）…… 1かけ
- 水溶き片栗粉 ……… 小さじ2
- ごま油 ……… 小さじ1
- 長ねぎ（みじん切り）
  ……… 4cm長さ分

作り方

1 豆腐は一口大に切る。たらこは薄皮をはがし、ほぐす。

2 鍋にAを中火でひと煮立ちさせ、しょうがを入れ、たらこと豆腐を加え、約5分煮る。

3 おからパウダーを入れ、さっとからめ、水溶き片栗粉でとろみをつける。

4 器に盛り、ごま油を回し入れ、長ねぎを散らす。

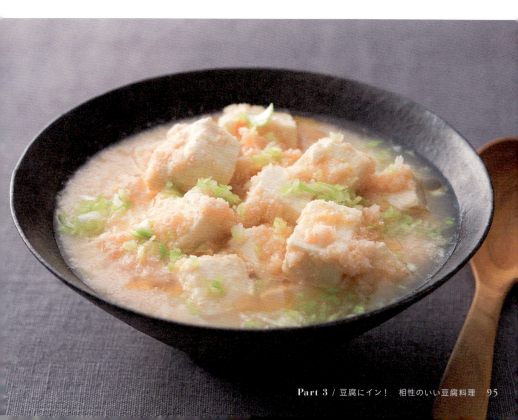

肉巻き豆腐

豆腐を肉で巻いてヘルシー&ボリューム感のあるおかずに。

材料 ● 2人分

- **おからパウダー** 大さじ4
- 豆腐（木綿） 1丁（300g）
- 豚もも薄切り肉 6枚
- 塩・こしょう 各少々
- 片栗粉 大さじ1
- サラダ油 大さじ1/2
- A
  - しょうゆ 大さじ2強
  - 砂糖 大さじ1
  - 酒 大さじ1
  - 水 大さじ4
- 水溶き片栗粉 大さじ1
- 万能ねぎ（小口切り） 少々

作り方

1. 豆腐は水気をきり、6等分にし、塩、こしょうをふっておからパウダーをまぶす。
2. 豚肉を広げ、**1**をのせて巻き、片栗粉を薄くまぶす。
3. フライパンにサラダ油を中火で熱し、**2**を入れ、ふたをして全面こんがりするまで焼く。
4. **A**を入れ、ひと煮立ちさせ、水溶き片栗粉を回し入れ、とろみをつけて**3**にからめる。
5. 器に盛り、万能ねぎを散らす。

POWDER MEMO

おからパウダーを木綿豆腐にたっぷりかけていますが、豆腐とおからパウダーは好相性で、豚の薄切り肉を巻けば、パウダーの存在を感じないほど。

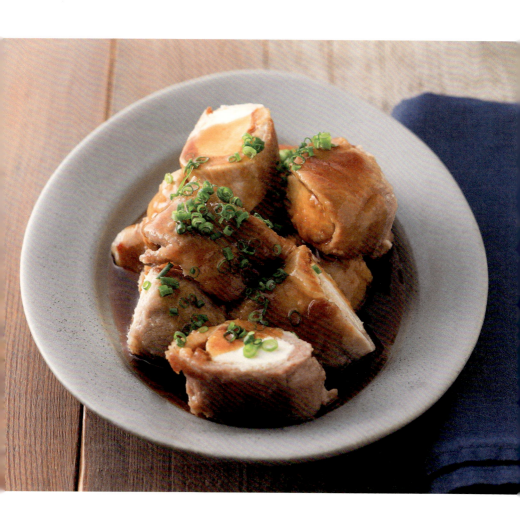

角切り豆腐サラダ

たくあんのうまみでおいしく、食感もよく、納豆を入れてヘルシーに。

材料 ● 2人分

- **おからパウダー** 大さじ3
- 豆腐（絹ごし） 1丁（300g）
- きゅうり 1/2本
- たくあん 20g
- カットわかめ（乾燥） 5g
- 納豆（添付のたれ、からしも含む） 1パック
- 塩 小さじ1/2
- こしょう 少々

作り方

1. 豆腐は1cm角強に切り、おからパウダー大さじ2をまぶす。きゅうりとたくあんは1cm角に切る。わかめは水で戻し、水気を絞り、納豆は添付のたれとからしを加えてよく混ぜ合わせる。
2. ボウルに1を入れ、塩、こしょうをふり、ざっくり混ぜる。
3. 器に盛り、残りのおからパウダー大さじ1をふる。

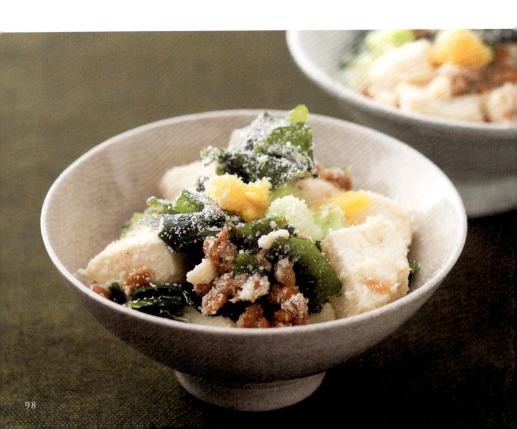

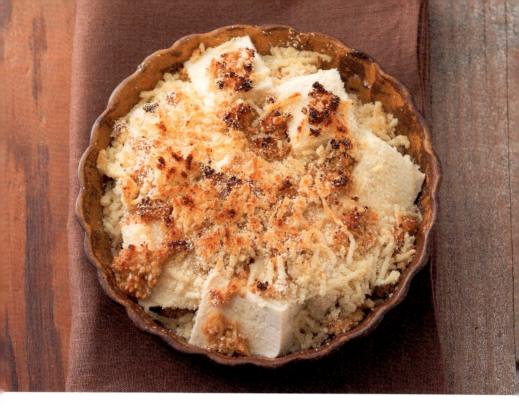

豆腐のチーズ焼き

グラタンよりもカロリーはグッと控えめでも、満足感はしっかりあります。

材料 ● 2人分

おからパウダー……… 大さじ4
豆腐(木綿)……… 1丁(300g)
A｜みそ……… 大さじ1
　｜みりん……… 小さじ1
　｜ごま……… 大さじ1
とけるチーズ……… 30g

作り方

1 豆腐は水気をきり、大き目に切る。ボウルにAを混ぜ合わせる。

2 器におからパウダーを半量敷き、1の豆腐とAの順にのせ、残りのおからパウダーをふってとけるチーズを散らす。

4 オーブントースターで表面が色づくまで焼く。

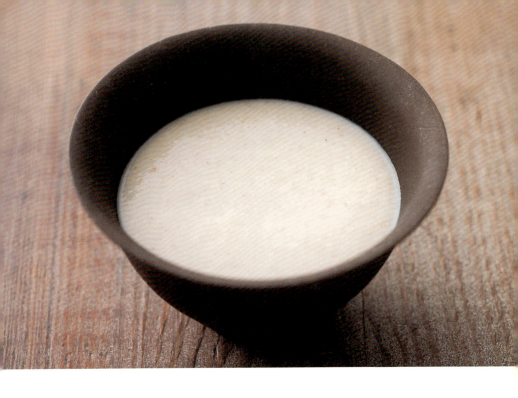

豆腐のすり流し汁

疲れた胃腸にもじんわり染みわたる、ホッとする上品な味わいの椀もの。

材料 ● 2人分

おからパウダー ……… 大さじ2
豆腐（絹ごし）……… 1/2丁（150g）
かつお節 ……………………… 2g
水 …………………………… 1/2カップ
A｜塩 ……………………… 小さじ1/4
　｜薄口しょうゆ ………… 少々
　｜酒 ……………………… 大さじ1

作り方

1　ミキサーに豆腐とおからパウダー、かつお節、水を入れてなめらかになるまで攪拌(かくはん)する。

2　鍋に移し入れ、中火でひと煮立ちさせ、**A**で調味する。

Part 4
おからパウダーで
本格絶品メニュー

ほうれん草のあえものや野菜の煮もの、かに玉などいつものおかずから、キッシュやイタリアン風かつれつなど、おもてなしに最適な一皿もおからパウダーを混ぜ込むとうまみが増し、不足しがちな食物繊維もふんだんに摂れます。おからパウダーの可能性を感じる、チャレンジしたい料理をご紹介しています。

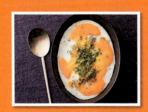

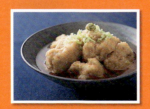

Process of making a Chinese dish with fried egg and crab

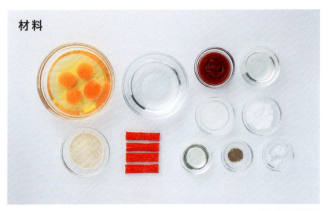

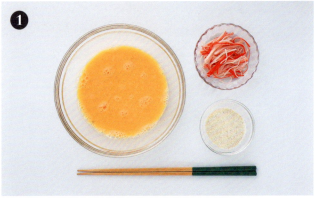

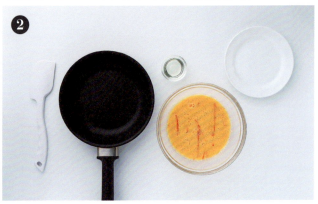

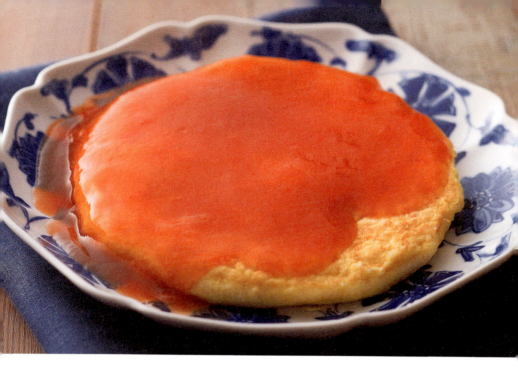

かに玉

かに風味のかまぼこを使います。アツアツのあんをたっぷりかけて。

材料 ● 2人分

- **おからパウダー** 大さじ3
- 卵 4個
- かに風味のかまぼこ 4本
- A
  - 塩 小さじ1/4
  - こしょう 少々
  - 酒 大さじ2
  - 水 大さじ3
- サラダ油 大さじ1
- B
  - 水 1/2カップ
  - トマトケチャップ 大さじ2
  - 砂糖 大さじ1
- 塩・こしょう 各少々
- 水溶き片栗粉 大さじ1

作り方

1. ボウルに卵を割り溶き、かに風味のかまぼこをほぐしながら入れる。おからパウダーを加え、**A**で調味して混ぜ合わせる（写真❶）。

2. フライパンにサラダ油を中火で熱し、**1**を流し入れ、円形に形を整えながら火を通す。火が通ったら裏返して器に盛る（写真❷）。

3. **2**のフライパンを洗わずに**B**を入れ、中火でひと煮立ちさせる。塩、こしょうをふり、水溶き片栗粉でとろみをつけて**2**にかける。

ほうれん草のおからあえ

ほうれん草の水気をおからパウダーが吸って、いつもとひと味違うあえものに。

材料 ● 2人分

おからパウダー 大さじ2
ほうれん草 150g
A｜かつお節 3g
　｜しょうゆ 大さじ1/2
　｜みりん 小さじ1
　｜みそ 小さじ1

作り方

1. ほうれん草はゆでて水に取り、水気を絞ってざく切りにする。
2. ボウルにAを混ぜ合わせ、1とおからパウダーを入れ、あえる。

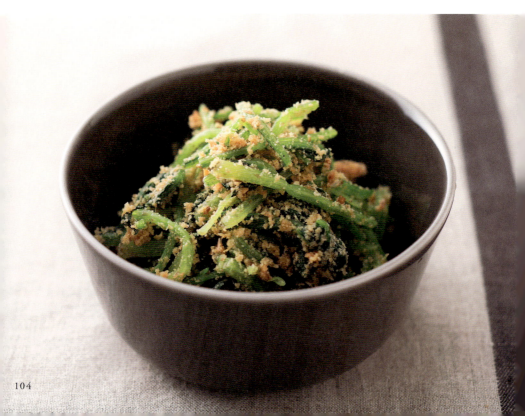

おから寿司

酢飯の代わりにおからパウダーでヘルシーに。あじやさば、たいなどでも。

材料 ● 2人分

- **おからパウダー** ……… 30g
- こはだ（酢じめにしたもの） ……… 6枚
- 水 ……… 大さじ6
- A
  - 酢 ……… 大さじ2
  - 砂糖 ……… 大さじ1/2
  - 塩 ……… 小さじ1/2
- 紅しょうが ……… 適量

作り方

1. ボウルにおからパウダーを入れ、水を回しかけ、ふやかす。Aを入れ、よく混ぜ合わせる。
2. 一口大に握り、こはだをのせる。
3. 器に盛り、紅しょうがを添える。

※食べやすい大きさに切っても。

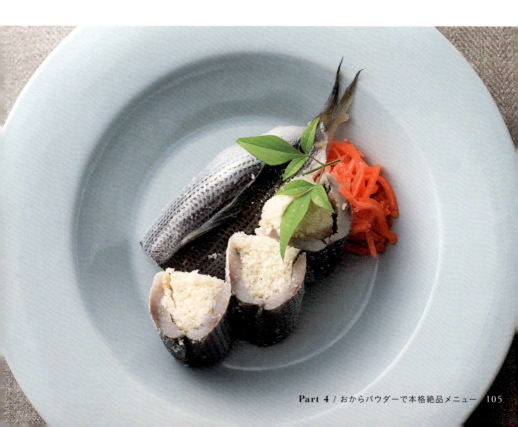

れんこんの落とし煮

れんこんがふんわりとやさしい食感。ホッとする味わいの煮ものです。

材料 ● 2人分

おからパウダー	大さじ5
れんこん	200g
鶏ひき肉	50g
塩	小さじ1/4
溶き卵	1/2個分
片栗粉	大さじ3
A 水	1 1/2カップ
しょうゆ	大さじ1 1/2
砂糖	大さじ1
酒	大さじ1
長ねぎ(みじん切り)	少々
わさび	適量

作り方

1. れんこんは皮をむき、水でしっかり洗い、すりおろす。
2. ボウルに鶏ひき肉を入れ、粘りが出るまで練る。塩をふって溶き卵を入れ、さらに混ぜ合わせる。
3. **1**とおからパウダー、片栗粉を**2**に加え、混ぜ合わせる。
4. 鍋にAを中火でひと煮立ちさせ、**3**をスプーンですくって静かに入れ、約5分(ひき肉に火が通るまで)煮る。
5. 器に盛り、長ねぎを散らし、わさびをのせる。

POWDER MEMO

れんこんをすりおろし、またそれを加熱することで、もちっとした食感になります。おからパウダーもなじみやすいので、口当たりもいいでしょう。

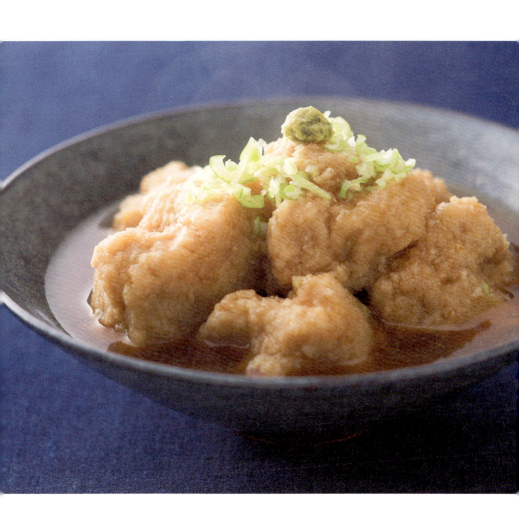

Part 4 / おからパウダーで本格絶品メニュー 107

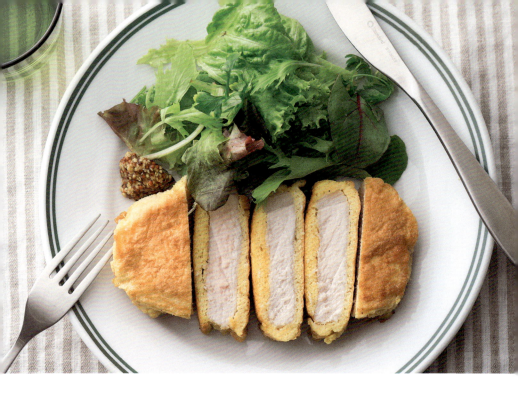

イタリアンカツレツ風ピカタ

揚げていない分、とんかつよりカロリー控えめ。食べごたえも文句なし！

材料 ● 2人分

おからパウダー ……… 大さじ3
豚肉（とんかつ用） ……… 2枚
塩 ……………………… 小さじ1/2弱
こしょう ……………………… 少々
卵 ……………………………… 2個
オリーブ油 …………… 大さじ1
好みの葉野菜 ………………… 適量
粒マスタード ………………… 適量

作り方

1. 豚肉はスジを切り、塩、こしょうをふり、おからパウダー大さじ1をまぶす。
2. ボウルに卵を割り溶き、おからパウダー大さじ2を入れ、混ぜ合わせて**1**をくぐらせる。
3. フライパンにオリーブ油を中火で熱し、**2**の肉を並べ、残った卵液を流し入れて、中火弱で両面色づくまで（豚肉に火が通るまで）焼く。
4. 器に盛り、葉野菜と粒マスタードを添える。

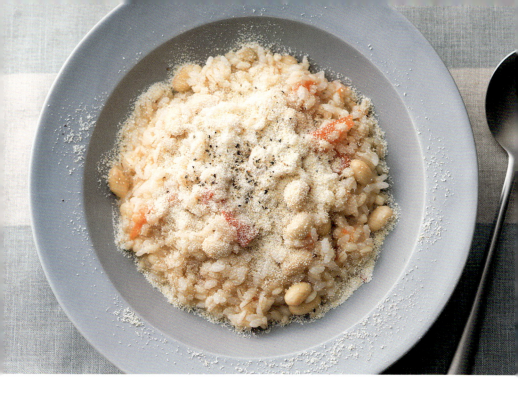

リゾット

押し麦を入れて食物繊維をさらにプラス。胃腸にやさしい、上品な味わい。

材料 ● 2人分

- **おからパウダー** ……… 大さじ2
- 米 ……………………… 1/2合
- 押し麦 ………………… 1/2合
- トマト ………………… 50g
- 玉ねぎ(みじん切り) … 大さじ2
- 大豆(水煮・市販品) … 50g
- オリーブ油 …………… 大さじ1
- 熱湯 …………………… 2 1/2カップ
- 塩 ……………………… 小さじ1/2強
- こしょう ……………… 少々
- 黒こしょう …………… 少々

作り方

1. トマトはざく切りにする。
2. フライパンにオリーブ油を中火で熱し、玉ねぎを入れ、全体に油が回るまで炒め、米と押し麦を加えてさらに炒める。熱湯を注ぎ入れ、ひと煮立ちさせる。
3. 大豆と1を加え、米がアルデンテになるまで煮て(水分がなくなりそうになったら足していく)、塩、こしょうをふる。
4. 器に盛り、おからパウダーと黒こしょうをふる。

キッシュ

野菜とベーコンのうまみがギュッ。おもてなしにも休日のランチにも。

材料 ● 直径18cmの底が抜ける ケーキ型1台分

おからパウダー	50g
牛乳	大さじ7
溶き卵	1/2個分
オリーブ油	大さじ3
塩・こしょう	各少々

○**具材**
- ほうれん草 …… 100g
- しめじ …… 100g
- 玉ねぎ …… 1/2個(100g)
- ベーコン …… 1枚
- 大豆(水煮・市販品) …… 50g

A
- 卵 …… 1個
- 牛乳 …… 50ml
- 生クリーム …… 50ml
- とけるチーズ …… 60g

塩 …… 小さじ1/2
こしょう …… 少々

作り方

1. ほうれん草はよく洗い、ざく切りにし、しめじは石突きを取り、ほぐす。玉ねぎは薄切りにし、ベーコンは1cm幅に切る。

2. フライパンにオリーブ油大さじ1を中火で熱し、**1**を入れ、塩、こしょうをふってしんなりするまで炒める。

3. ボウルにおからパウダーとオリーブ油大さじ2、牛乳、溶き卵を入れ、しっかり混ぜ合わせ、台の生地を作る。

4. **3**とは別のボウルに**A**を入れ、塩、こしょうをふり、混ぜ合わせる。**2**と大豆を加え、ざっくり混ぜる。

5. ケーキ型の内側と底に**3**を張り、**4**を流し入れる。

6. 180℃に温めたオーブンで30〜40分焼く。

POWDER MEMO

具だくさんのキッシュですが、さらに大豆の水煮を入れて、おからパウダーとの相性もアップ。

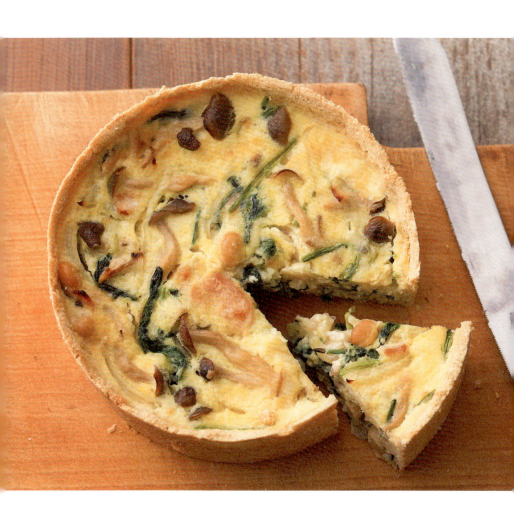

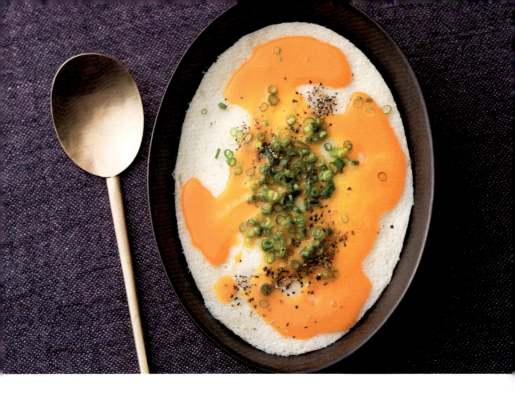

長いものレンジ蒸し

白い長いもに卵黄の黄色があざやか。卵黄をよくからませてどうぞ。

材料 ● 2人分

おからパウダー	大さじ3
長いも	200g
卵	1個
塩	小さじ1/3
万能ねぎ（小口切り）	適量
黒こしょう	少々

作り方

1. 長いもは皮をむき、すりおろす。卵は卵白と卵黄に分ける。
2. ボウルに**1**の長いもと卵白を入れ、切るように混ぜ合わせる。塩をふり、おからパウダーを加えてさらに混ぜ合わせる。
3. 器に入れ、ラップをして電子レンジで2～3分加熱する（2分ぐらいで一度様子を見る）。
4. **1**の卵黄を溶いてかけ、万能ねぎを散らし、黒こしょうをふる。

Part 5

簡単でおいしい！
おからスイーツ

クッキーやチョコレートケーキ、タルトなど、なじみ深いスイーツにおからパウダーをプラス。小麦粉を使っていないグルテンフリーのお菓子も紹介しているので、糖質制限中の人やダイエット中の人でも安心して召し上がっていただけます。甘さ控えめで体にやさしいスイーツはティータイムのおともにぴったり。

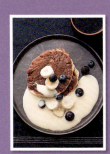
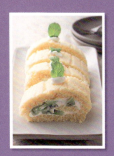

Process of making a pancake

材料

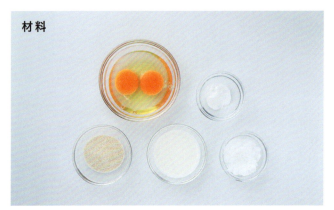

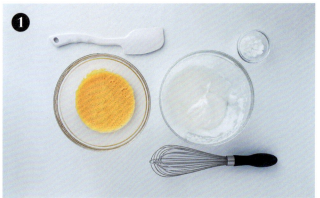

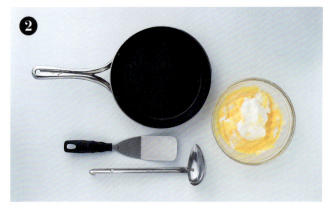

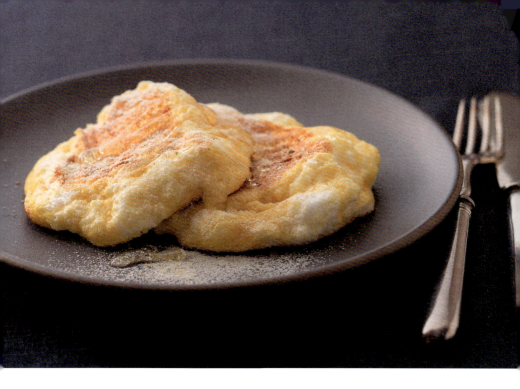

ホットケーキ

小麦粉を使わないグルテンフリーのホットケーキ。

材料 • 2人分

おからパウダー	大さじ5
卵	2個
砂糖	大さじ2
牛乳	40ml
ベーキングパウダー	3g
粉糖	少々
はちみつ	少々

作り方

1. 卵は卵黄と卵白に分け、卵白はボウルに入れ、泡立て器でツノが立つまで混ぜ合わせ、砂糖を少しずつ加えながらメレンゲを作る

2. 1とは別のボウルに卵黄を混ぜ、牛乳を少しずつ入れながらのばす。おからパウダーとベーキングパウダーを加え、混ぜ合わせる。

3. 2にメレンゲを3回に分けて入れ、つぶさないようにふんわりと混ぜ合わせる（写真❶）。

4. フライパンに3をお玉1杯分流し入れ、両面きつね色になるまで焼く（写真❷）。

5. 器に盛り、粉糖をふり、はちみつをかける。

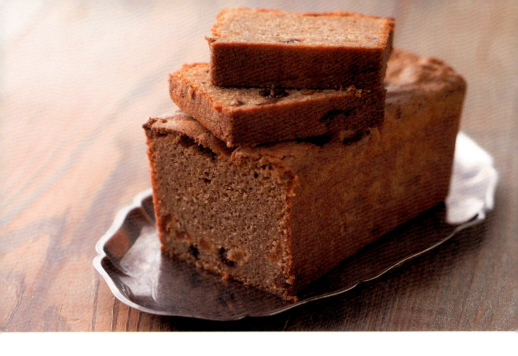

チョコレートケーキ

好みで生クリームを添えてシフォンケーキ風にしても。

材料 ● 16cmのパウンド型 1台分

A | **おからパウダー** ………… 20g
　| 薄力粉 ………… 30g

チョコレート(板) …… 1枚
卵 ………………… 2個
バター …………… 100g
砂糖 ……………… 80g

作り方

1. 卵は卵黄と卵白に分ける。チョコレートは刻み、湯煎にかけ、溶かす。ボウルに**A**を混ぜ合わせる。

2. ミキサーにバターを入れ、なめらかになるまで攪拌し、卵黄を2回に分けて加えて混ぜ合わせる。

3. 別のボウルに卵白を泡立て器でツノが立つまで泡立て、砂糖を少しずつ加えながらメレンゲを作る。

4. **1**のチョコレートと**2**をよく混ぜ合わせ、**3**を少し入れ、**1**の粉類を加えて混ぜ合わせる。残りの**3**を3回に分けて入れ、混ぜ合わせる。

5. パウンド型に流し入れ、170℃に温めたオーブンで約40分焼く。型からはずし、冷めるまでおく。

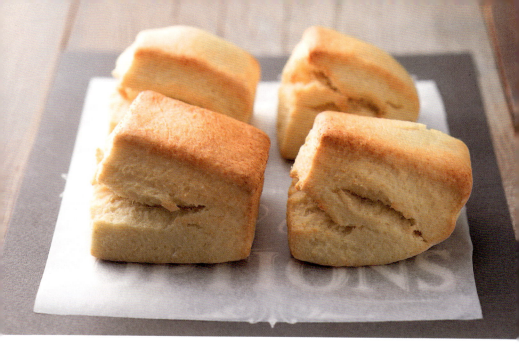

スコーン

お腹にしっかりたまるスコーンになりました。食事にも合う甘さ。

材料 ● 6個分

- A
  - **おからパウダー** …… 20g
  - 薄力粉 …… 250g
  - ベーキングパウダー …… 小さじ2
- 溶き卵 …… 1/2個分
- 牛乳 …… 1/4カップ
- バター …… 40g
- 砂糖 …… 40g
- 水 …… 85ml

作り方

1. ボウルに溶き卵と牛乳と混ぜ合わせる（大さじ1残しておく）。別のボウルにAを混ぜ合わせる。
2. バターは細かく切り、1の粉類と混ぜ合わせてパラパラにする。砂糖を入れ、1の溶き卵と牛乳を混ぜたものを加え、水を入れてざっくり混ぜる。ひとつにまとめ、冷蔵庫で20〜30分寝かせる。
3. まな板の上にのせ、両面に薄力粉少々（分量外）をまぶし、のばして6等分に切り分ける。残しておいた卵と牛乳を混ぜ合わせたものを塗り、180℃に温めたオーブンで約20分焼く。

フルーツロールケーキ

フルーツはお好みのものでどうぞ。ヨーグルトでほどよい酸味をプラス。

材料 ● 1本分

- A
  - **おからパウダー** … 20g
  - 薄力粉 … 70g
- 卵 … 3個
- 砂糖 … 80g
- バター … 大さじ3
- 生クリーム … 大さじ3
- ヨーグルト(プレーン) … 400g
- はちみつ … 大さじ2
- 生クリーム(ホイップしたもの) … 100g
- 果物(好みのもの) … 適量
- ミント … 適宜

作り方

1. ボウルにAを混ぜ合わせる。ヨーグルトは半量(200g)になるまで水きりする。
2. 別のボウルに卵を割り入れ、砂糖を加え、湯煎にかけて泡立て器でツノが立つまで混ぜ合わせる。
3. **2**とは別のボウルにバターを入れて湯煎にかけ、溶かして生クリーム大さじ3を加え、混ぜ合わせる。
4. **2**に**1**の粉類をふるい入れ、混ぜ合わせる。
5. **3**に**4**を1/5量ほど入れ、混ぜ合わせ、**4**に戻し入れてさらに混ぜ合わせる。
6. 天板に新聞紙を1/2枚敷き、霧吹きなどで水で湿らせ、新聞紙と同じ大きさぐらいのクッキングシートを敷く。**5**を均等に流し入れ、180℃に温めたオーブンで約10分焼き、冷ます。
7. **1**の水きりしたヨーグルトとはちみつ、ホイップした生クリームを混ぜ合わせ、**6**に塗り、好みの果物をのせて巻く。
8. 適当な幅に切り、器に並べてあればミントをあしらう。

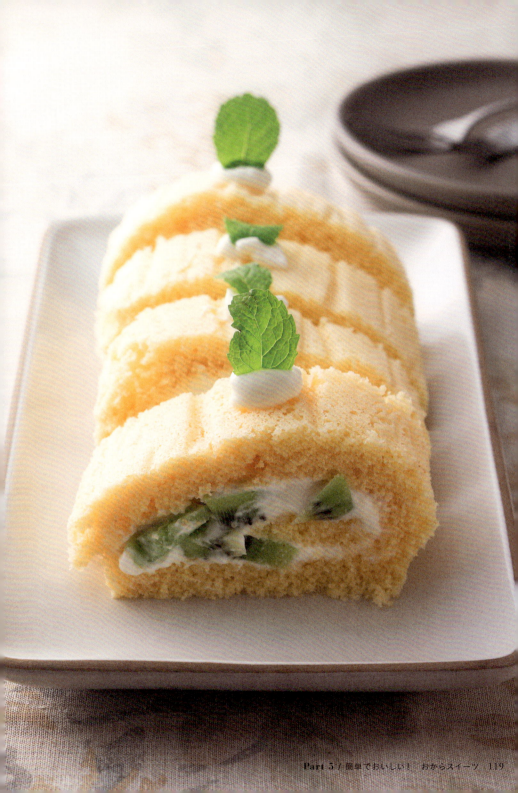

Part 5 / 簡単でおいしい！ おからスイーツ 119

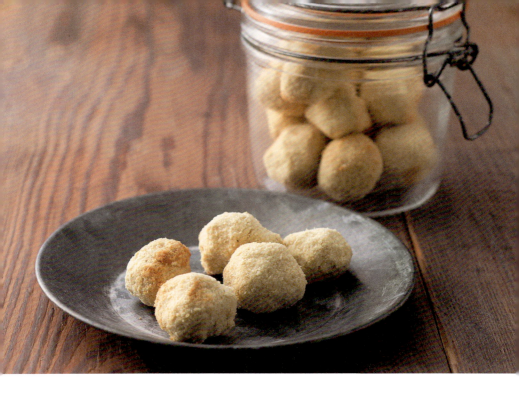

おからボーロ

おからパウダーとオリゴ糖で腸内環境をアップ。多めに作って常備を。

材料 ● 作りやすい分量

おからパウダー 50g
卵 1個
オリゴ糖 大さじ3
オリーブ油 大さじ2

作り方

1 ボウルに卵を割り入れ、オリゴ糖を入れてしっかり混ぜ合わせる。おからパウダーを加え、オリーブ油を回し入れ、全体にまとまるまで混ぜ合わせる。

2 一口大に丸め、180℃に温めたオーブンで約10分焼く。

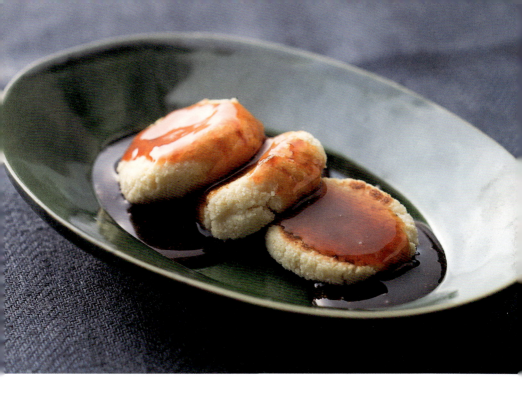

みたらしだんご

たれをしっかりからめていただきます。郷愁を誘ういい味にできました。

材料●2人分

A | **おからパウダー** …… 25g
　| 片栗粉 ………… 大さじ1½
　| 砂糖 …………… 大さじ½
　| 豆乳 ………… 130〜150ml
しょうゆ ………… 大さじ2
はちみつ ………… 大さじ2

作り方

1 ボウルにAを入れ、しっかり混ぜ合わせる。

2 3等分に分け、一口大に丸め、平らにする。

3 フライパンに並べ、両面色づくまで焼き、器に盛る。

4 **3**のフライパンにしょうゆとはちみつを中火でひと煮立ちさせ、**3**にかける。

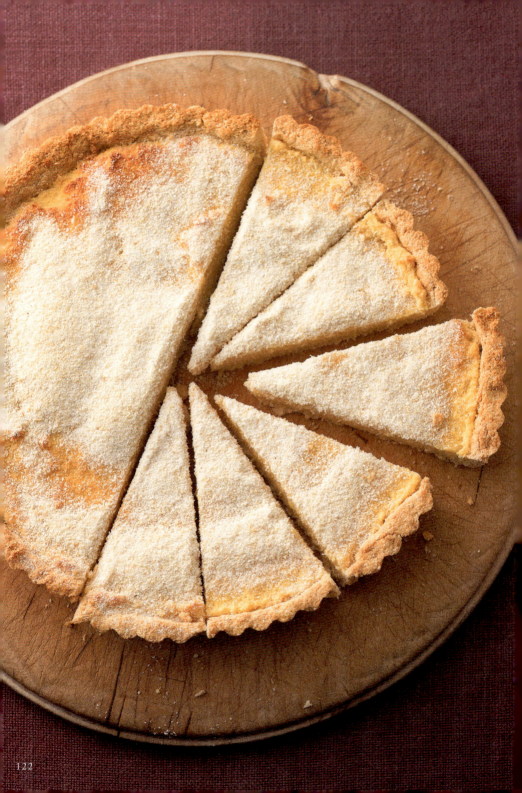

甘さ控えめタルト

おからパウダーをたっぷり使ってヘルシーに。おもたせにもちょうどいい。

材料 ● 直径18cmの底が取れるタルト型1台分

○ タルト生地
- **おからパウダー** 65g
- 卵 1/2個
- 薄力粉 25g
- バター 30g
- 砂糖 12g
- 水 大さじ4

○ フィリング
- **おからパウダー** 40g
- 卵 ...... 1・1/2個
- 薄力粉 40g
- バター 45g
- 砂糖 大さじ3

おからパウダー（トッピング用）
...... 小さじ2

作り方

1. 生地を作る。卵は溶きほぐす。おからパウダーと薄力粉はふるっておく。

2. タルト型にオリーブ油少々（分量外）を薄く塗り、薄力粉少々（分量外）をまぶす。

3. ボウルにバターを入れ、泡立て器でしっかり練り、砂糖を少しずつ加えながら混ぜ合わせる。**1**の溶き卵と水を少しずつ入れ、さらに混ぜ合わせ、**1**の粉類を加え、ざっくり混ぜて、タルト型に敷く。

4. 180℃に温めたオーブンで約15分焼く。

5. フィリングを作る。卵は溶きほぐす。おからパウダーと薄力粉はふるっておく。

6. ボウルにバターを入れ、泡立て器でしっかり練り、砂糖を加えて混ぜ合わせる。**5**の溶き卵を少しずつ入れながら、混ぜ合わせ、**5**の粉類を加えてざっくり混ぜる。

7. **4**のタルト台に**6**を流し入れ、おからパウダー小さじ1をふり、180℃に温めたオーブンで約40分焼く。

8. おからパウダー小さじ1をふる。

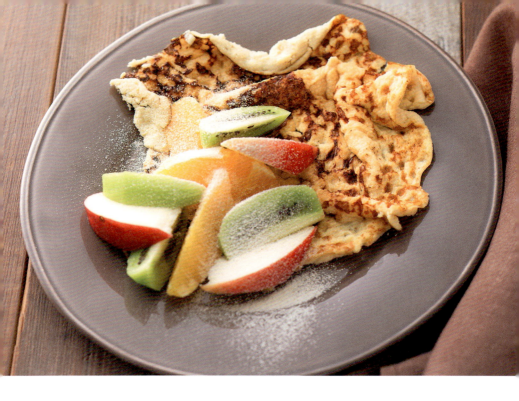

おからのクレープ

フルーツではなく、卵やハム、チーズなどを使ってガレット風にしても。

材料 ● 4枚分

おからパウダー	50g
卵	1/2個
塩	少々
牛乳	1 1/2カップ
バター	9g
とけるチーズ	10g
フルーツ（好みのもの）	適量
おからパウダー（ふりかけ用）	適量

作り方

1. ボウルに卵を割り溶き、塩をふり、牛乳を注ぎ入れて混ぜ合わせる。おからパウダーを加え、さらに混ぜ合わせる。
2. **2**のフライパンにバターを入れ、色づくまで火にかけ、**1**に加える。
3. フライパンを中火で温め、**1**をお玉1杯分、丸く伸ばすように入れて、色づいたら裏返し、チーズをのせてとかす。
4. 器に盛り、食べやすい大きさに切ったフルーツをのせ、おからパウダーをふる。

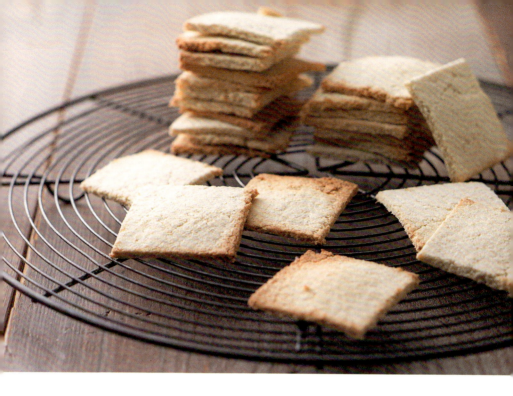

おからクッキー

サクッ、ポリッと歯ごたえも楽しいヘルシーなクッキーです。

材料 ● 作りやすい分量

- A
  - **おからパウダー** …… 50g
  - 薄力粉 …………… 50g
  - ベーキングパウダー
    ………… 小さじ1/2
  - 砂糖 ……………… 50g
- 水 ………………… 大さじ6

作り方

1. ボウルにAを入れ、混ぜ合わせ、水を回し入れてひとつにまとめる。
2. ラップではさみ、2〜3mm厚さにのばし、5cm四方に切る。
3. 180℃に温めたオーブンで12〜13分焼く。

パンケーキ
真っ白いソースがけ

ソースでパンケーキがよりおいしく。好みのフルーツを添えて。

材料 ● 2人分

A
- おからパウダー……大さじ3
- 薄力粉……大さじ2
- ベーキングパウダー……3g

- 卵……2個
- バナナ……1本
- 牛乳……40ml
- 砂糖……18g

○ソース
- おからパウダー……大さじ2
- 牛乳……125ml
- 砂糖……15g
- 卵黄……1個分
- コーンスターチ……小さじ1

- バナナ……適量
- ブルーベリー……適量

作り方

1. 卵は卵黄と卵白に分ける。ボウルに**A**を混ぜ合わせておく。
2. **1**とは別のボウルにバナナ1本をつぶし入れ、**1**の卵黄、牛乳を加え、しっかり混ぜ合わせる。**1**の粉類を加え、さらに混ぜ合わせる。
3. 卵白は泡立て器でツノが立つまで泡立て、砂糖を加え、さらに泡立てる。**2**に加え、混ぜ合わせる。
4. フライパンを中火で熱し、**3**をお玉1杯分流し入れ、両面色づくまで焼く。
5. ソースを作る。鍋に牛乳を入れ、弱火で沸騰させる。
6. ボウルに卵黄と砂糖を入れ、しっかり混ぜ合わせる。コーンスターチを加え、さらに混ぜ合わせる。**5**を2、3回に分けて注ぎ入れ、目の細かいざるでこす。
7. 小鍋に**6**を移し入れ、混ぜながら中火にかけ、ふつふつしてきたら火からおろして冷ます。おからパウダーを入れ、混ぜ合わせる。
8. 器に**4**を盛り、**7**をかける。輪切りにしたバナナとブルーベリーをあしらう。

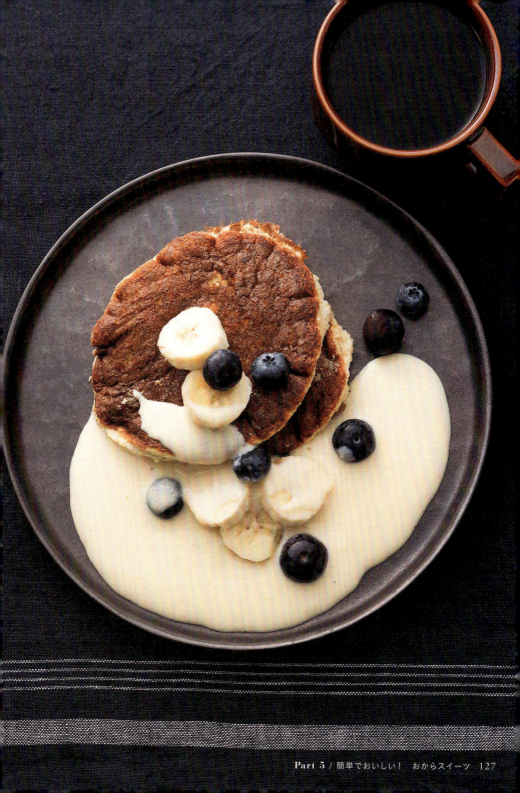

浜内 千波　はまうち ちなみ

1955年徳島県生まれ。大阪成蹊女子短期大学栄養科卒業後、OLを経て岡松料理研究所へ入所。'80年5月、ファミリークッキングスクールを東京・中野坂上に開校。'90年2月に株式会社ファミリークッキングスクールに改め、2005年4月には東中野にスクール及びキッチンスタジオを開設。自身が38キロのダイエットに成功した経験をもつことから、ダイエットメニュー、野菜料理にはとくに定評がある。著書は『ふたりの食卓、いつものおかず 浜内千波の家庭料理』(成美堂出版)、『浜内千波の炊飯ジャーでおかず革命』(双葉社)など多数。

浜内千波の楽しいキッチンブログ
http://ameblo.jp/hamauchi-chinami/

STAFF

料理アシスタント／
本田祥子、大和沙織（ファミリークッキングスクール）

取材協力／日本乾燥おから協会

撮影協力／UTUWA　電話：03-6447-0070

カバー・本文デザイン／武田紗和（フレーズ）
撮影／石田健一
スタイリング／カナヤマヒロミ
取材・文／須藤桃子
校正／吉川百合江
企画・編集／時政美由紀（マッチボックス）

魔法のひとふり
やせる！おからパウダー

発行	2016年11月25日	初版第一刷発行
	2018年10月3日	第三刷発行

著者　　浜内千波
発行者　永田勝治
発行所　株式会社オーバーラップ
　　　　〒150-0013
　　　　東京都渋谷区恵比寿1-23-13
印刷・製本　大日本印刷株式会社

©2016 Chinami Hamauchi/OVERLAP
2016 Printed in Japan.
ISBN978-4-86554-173-1 C0077

＊本書の内容を無断で複製・複写・放送・データ配信などをすることは、固くお断りいたします。
＊乱丁本・落丁本はお取替えいたします。下記カスタマーサポートセンターまでご連絡ください。
＊定価はカバーに表示してあります。

オーバーラップ　カスタマーサポート
電話：03-6219-0850
受付時間：10：00～18：00（土日祝日をのぞく）

PC、スマホから
WEBアンケートに
ご協力ください。

サイトへのアクセスの際に発生する通信費等はご負担ください。
http://over-lap.co.jp/865541731